AF384867

Huitième année.

REVUE
D'HYDROLOGIE MÉDICALE
FRANÇAISE ET ÉTRANGÈRE
ET CLINIQUE DES MALADIES CHRONIQUES.

Directeur - fondateur et rédacteur en chef : D\u1d63 AIMÉ ROBERT.

On s'abonne :

A Paris : chez *F. Savy*, libraire-éditeur, rue Hautefeuille, 24.
A Strasbourg, chez *Derivaux*, libraire.
Pour l'Allemagne, chez *Noiriel*, libraire, place Gutenberg, et *Alexandre*, rue Brûlée, 5.
Conditions de l'abonnement : Pour la France et l'Algérie, un an, 10 fr. ; pour l'étranger, 12 fr.
La *Revue d'hydrologie* paraît deux fois par mois l'été et une fois par mois l'hiver.

POUR PARAITRE PROCHAINEMENT :

LA DEUXIÈME ÉDITION DU

GUIDE

DU

MÉDECIN ET DU TOURISTE

AUX

Bains de la vallée du Rhin, de la Forêt-Noire et des Vosges

COMPRENANT

les eaux des départements du Haut et du Bas-Rhin,
du grand-duché de Bade,
des Vosges et des bains de Luxeuil (Haute-Saône)

PAR

LE DOCTEUR A. ROBERT

rédacteur en chef de la *Revue d'hydrologie médicale française et étrangère.*

Cette nouvelle édition sera augmentée des bains du duché de Nassau, de la Hesse et d'une partie de la Suisse.

NOTICE

SUR LES

EAUX THERMALES SULFUREUSES

DE

SCHINZNACH

(Suisse, canton d'Argovie).

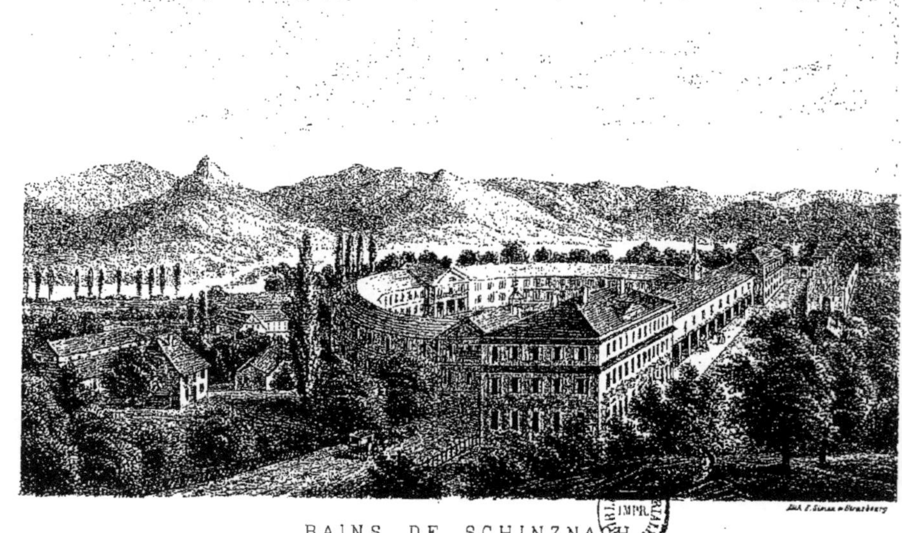

BAINS DE SCHINZNACH.

NOTICE

SUR LES

EAUX THERMALES SULFUREUSES

DE

SCHINZNACH

(Suisse, canton d'Argovie)

PAR LE

Dr AIMÉ ROBERT

Rédacteur en chef de la *Revue d'hydrologie médicale française et étrangère et Clinique des maladies chroniques*,
Membre de la Société de médecine, et de la Société des sciences naturelles
de Strasbourg,
Membre correspondant de la Société de médecine du Haut-Rhin,
de la Société de médecine pratique de Paris,
de la Société médicale de la Moselle, de la Société d'émulation du Jura
et de la Société d'hydrologie allemande.

Cette notice est accompagnée d'une vue et du plan de l'établissement,
d'une carte des chemins de fer suisses et de deux planches.

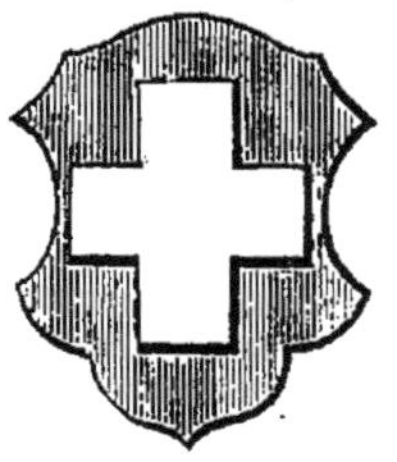

STRASBOURG

AU BUREAU DE LA *REVUE D'HYDROLOGIE MÉDICALE*

QUAI KELLERMANN, 1.

1865.

STRASBOURG, TYPOGRAPHIE DE G. SILBERMANN.

AVANT-PROPOS.

S'il s'agissait de faire connaître au public les bains de Schinznach, nous regarderions cette tâche comme inutile, car ils sont connus depuis longtemps par les nombreux malades qui viennent de tous les points du monde réclamer de ces eaux bienfaisantes la guérison de leurs maux, guérison qu'ils n'avaient souvent pu obtenir d'autres eaux analogues. Autrefois on allait dans tel ou tel bain pour telle ou telle affection; là pour les maladies de poitrine, là pour la chlorose, ailleurs pour les affections rhumatismales etc. Mais dans ce choix empirique on n'était pas guidé par la connaissance exacte de la composition chimique de l'eau qu'on employait et dont par conséquent on ne pouvait connaître exactement ni les indications ni les contre-indications.

En résumé, on ne s'occupait pas de la composition d'une eau, mais bien de ses effets; la cause de ces effets était une affaire secondaire.

Cette méthode ne procédait pas scientifiquement, mais simplement par l'observation; la clinique passait avant la théorie, et il faut bien le dire, ce soi-disant empirisme était souvent couronné de succès. Plus tàrd les investigations de la science ont maintes fois consacré les errements de cette pratique basée sur l'expérience ; c'est qu'en médecine l'observation a souvent devancé la science : *Ars tota in observationibus*. Mais aujourd'hui que toutes les eaux passent au creuset de la chimie et de l'expérience clinique, armée de tous les moyens d'un diagnostic rigoureux, il nous a semblé utile d'essayer d'établir la spécialisation des eaux de Schinznach, d'examiner si l'expérience se trouve d'accord avec la théorie, et de voir enfin si, d'après les analyses de cette eau importante, son rôle n'est pas plus étendu que celui qu'on lui a assigné jusqu'à présent, si ses indications ne sont pas plus nombreuses, et si elle ne peut étendre le champ de son action au delà du traitement des maladies de la peau et des scrofules, qui ont été jusqu'aujourd'hui l'apanage presque exclusif de Schinznach.

Pour examiner ces questions, il nous semble indispensable d'entrer dans tous les détails nécessaires pour poser des principes certains ; c'est pourquoi, avant d'aborder la question thérapeutique, nous envisagerons d'abord les bains de Schinznach au point de vue topographique, météorologique, chimique et géologique. On n'ignore pas combien quelques-uns de ces points sont importants à connaître par le médecin qui a un malade à envoyer aux bains; le climat, l'altitude ne sont pas choses insignifiantes dans les cas graves; et combien n'a-t-on pas vu de malades obligés de rentrer chez eux parce qu'ils n'avaient pu supporter, soit l'altitude, soit la température d'une station thermale où ils étaient envoyés, faute, de la part de leur médecin, d'une connaissance exacte des lieux à ces différents points de vue! Il importe donc essentiellement au médecin de connaître avant tout la topographie et la climatologie du pays vers lequel il dirige ses malades.

Ces considérations acquièrent encore une plus grande importance lorsqu'il s'agit des maladies de poitrine. Il est temps d'assigner à Schinznach le rôle spécial qui lui appartient parmi les eaux sulfureuses les plus richement dotées sous le rapport du gaz sulfhydrique. En effet, n'est-il pas étonnant de voir une eau, dont la richesse en gaz dépasse celle de la plupart des eaux les plus renommées, n'avoir pas été davantage employée jusqu'à présent dans les affections pulmonaires? Et cependant cette spécialité lui appartient de droit plus qu'à beaucoup d'autres, ainsi qu'on pourra s'en convaincre par les analyses que nous donnerons plus loin; on verra que la proportion d'hydrogène sulfuré à Schinznach est bien supérieure à celle d'Aix-en-Savoie et d'Aix-la-Chapelle. Nous ne parlons pas des eaux dont la richesse sulfhydrique est encore moindre que celle de ces dernières; nous citons seulement les eaux sulfureuses les plus célèbres, celles par lesquelles on a l'habitude de traiter les affections de l'appareil pulmonaire; et nous nous demandons pourquoi, jusqu'à présent, on n'a pas insisté davantage pour mettre en relief les vertus si précieuses de l'eau de Schinznach pour tous les malades qui sont ordinairement envoyés à Aix-en-Savoie ou dans les Pyrénées.

Nous avons voulu combler cette lacune qui existe dans les indications spéciales des eaux de Schinznach, en attirant l'attention des médecins sur le rôle spécial que l'avenir réserve à cette station thermale dans les affections nombreuses et variées de l'appareil respiratoire. La science et l'histoire étant du domaine public, nous avons consulté avec fruit les différentes monographies qui ont été écrites sur Schinznach par MM. les docteurs J. J. et Charles Amsler et le docteur Hemmann, ainsi que l'intéressant ouvrage de M. le docteur Meyer *Sur les bains et les stations sanitaires de la Suisse*. Ces différentes publications nous ont surtout été très-utiles pour les détails géologiques et topographiques qu'elles renferment, bien que nous ayons par nous-même visité les lieux, la source et l'établissement, pour juger *de visu* de tout ce qui avait été écrit.

Notre but principal, en publiant cet opuscule, a été de rappeler au public scientifique les nombreuses et anciennes indications de l'eau de Schinznach dans les dermatoses les plus invétérées, dans les maladies scrofuleuses et les nombreuses formes qu'elles affectent suivant les tissus qui sont spécialement envahis par cette diathèse. Nous avons surtout voulu mettre en relief les indications qui ressortent des analyses, et attirer l'attention des médecins de l'Est de la France et de la Suisse sur le rôle important que cette eau est appelée à jouer dans le traitement des affections pulmonaires.

Mais pour traiter ces maladies à Schinznach, il fallait une nouvelle installation : des salles d'inhalation, des appareils perfectionnés, enfin tout l'arsenal spécial destiné aux différents modes d'administration des eaux sulfureuses ; aussi cette transformation de l'établissement à ce point de vue ne s'est pas fait attendre. L'homme intelligent et actif qui dirige ce grandiose établissement a de suite compris le parti qu'on pouvait tirer de ces nouvelles indications, et il s'est empressé d'établir des salles d'inhalation, de les munir des appareils les plus perfectionnés, et de faire toutes les innovations qui étaient exigées par les nouvelles indications signalées plus haut, et qui placent maintenant Schinznach au moins au niveau des stations thermales les mieux dotées.

Strasbourg, avril 1865.

Dr A. ROBERT.

LES BAINS

DE

SCHINZNACH

en Suisse (canton d'Argovie).

Première partie.

CHAPITRE PREMIER.

Topographie. — Climatologie. — Météorologie.

Les bains de Schinznach se trouvent situés dans une des plus riantes contrées de la Suisse, au bord de l'Aar, dans une plaine fertile coquettement encadrée par de pittoresques montagnes et de gais coteaux, dont les pentes produisent un vin très-recherché qui forme une des principales richesses du pays. Les croupes des montagnes et leurs sommets sont couverts de plantureuses forêts d'essences variées, au-dessus desquelles s'élèvent çà et là les ruines de quelques manoirs féodaux ou des châteaux modernes. Tout près des bains on remarque le Vulpesberg, sur lequel se trouvent les ruines du château de Habsbourg, berceau de la maison régnante d'Autriche. Nous y reviendrons plus tard, en décrivant en détail les environs des bains de Schinznach.

Au milieu de cette resplendissante nature, l'Aar roule capricieusement ses flots argentés, et forme, en décrivant de gracieux circuits, de nombreux îlots qui, semblables à des corbeilles de fleurs au milieu de ses eaux de cristal, donnent encore à ce charmant paysage une vie et une couleur particulières.

Les bains de Schinznach sont situés à quelques minutes de la route de Brugg à Aarau, et tout près de la station de Schinznach, qui se trouve entre le village de ce nom et les bains. Le chemin de fer de Zurich à Aarau, qui est contigu aux bains, ajoute encore à l'animation qui y règne. La petite ville de Brugg n'en est qu'à quarante-cinq minutes, celle de Bade à deux lieues, Berne et Schaffhouse ne sont qu'à dix lieues de Schinznach. Mais toutes ces distances peuvent être parcourues rapidement, grâce aux chemins de fer.

L'établissement est garanti des vents du nord par une magnifique forêt de hêtres, dont les allées ressemblent à celles d'un jardin anglais, et servent de promenades aux baigneurs pendant les chaudes journées d'été. C'est là qu'à l'abri des rayons du soleil les baigneurs peuvent se livrer, les uns aux douces rêveries qu'inspire cette nature grandiose, les autres gravir les sentiers charmants qui conduisent insensiblement et sans fatigue aux ruines du château de Habsbourg. Les enfants s'y livrent à tous les ébats de leur âge ; une gymnastique est établie sous ces ombrages qui abritent

en même temps les jeux de l'enfance et les méditations
de l'âge mûr. Il faudrait la plume d'un poëte pour décrire toutes les beautés de la nature enchâssées dans
un espace si restreint, et il serait téméraire de notre
part d'essayer d'exprimer les émotions qu'on éprouve
devant des tableaux si dignes d'admiration.

Laissons donc parler notre célèbre confrère le
docteur Zimmermann, auquel ces sites enchanteurs
ont inspiré *La Solitude*, œuvre admirable qui a été
traduite dans toutes les langues et dont les pensées si
suaves et si poétiques doivent trouver de l'écho dans
tous les cœurs aimants et admirateurs des œuvres
grandioses de la nature :

«Au milieu du trouble des passions et des douleurs,
dit-il, au milieu de l'adversité, je ne connus jamais de
moments plus heureux que ceux pendant lesquels j'ou-
bliais et le monde et moi-même. Ces heures de calme,
je les trouvais dans tous les lieux solitaires. Là, tout
ce qui dans les villes me gênait, tout ce qui m'entraî-
nait dans le tourbillon général, attrait ou dégoût, dé-
pit et contrainte, tout cela s'effaçait de mon souvenir.
J'admirais la paisible nature, j'en jouissais et je n'é-
prouvais que de douces émotions.

« Souvent, plongé dans une suave volupté, je prome-
nais mes regards dans la vallée délicieuse, où, sur le
sommet d'une montagne couverte de forêts, surgissent
du sein d'un massif de verdure de toutes les nuances,
les ruines du manoir des Habsbourg. Mon œil y trouvait l'Aar, qui tantôt, élargissant son lit, roule ses

eaux entre des rives profondes, tantôt le rétrécis-
sant, se précipite avec violence entre des parois de
rochers, puis serpente paisiblement au travers de belles
prairies, où la Reuss d'abord, et plus bas la Limmat,
viennent confondre leurs flots avec les siens. Sur le
premier plan tout émaillé de fleurs, je contemplais la
retraite royale (le cloître de Kœnigsfelden), où reposent les dépouilles mortelles de l'empereur Albert Ier,
celles de tant d'autres membres de la maison d'Autriche, et de tant de princes, de chevaliers, de nobles
seigneurs immolés par les Suisses. Devant moi s'éten-
dait au loin la longue vallée, où fut jadis Vindonissa,
et j'apercevais les ruines, sur lesquelles j'étais venu
si souvent m'asseoir, pour me livrer à de silencieuses
méditations sur la fragilité des grandeurs de ce monde.
Au bout de l'horizon, à l'arrière-plan de cette ravissante contrée, les Alpes, dans toute leur pompe, s'é-
lançaient vers le ciel, au-dessus de gracieuses·col-
lines, de châteaux, de montagnes ; entouré de ces
scènes sublimes de la nature, de la forêt élevée où je
me tenais, mes regards, glissant par dessus les vigno-
bles, venaient retomber à mes pieds, sur le lieu de
ma naissance, ville petite et propre ; pour s'attacher à
chaque maison, puis à chaque fenêtre de ma maison.
Alors, en me livrant à la contemplation de toutes ces
choses et aux sensations qu'elles faisaient naître en
moi, je comparais, je méditais et je me disais en moi-
même : d'où vient que mon âme se sentait à la gêne au
milieu de tant de sujets de sublimes méditations? Com-

ment se fait-il qu'ici l'hiver me paraissait si sombre, bien que le temps fût beau et le ciel serein? Pourquoi l'ennui, le dégoût, le chagrin venaient-ils m'assiéger ici, tandis qu'aujourd'hui, en présence de cette vue admirable, je n'éprouve que des émotions calmes et affectueuses, je pardonne tous les faux jugements et j'oublie tous les torts qu'on a eus envers moi? »

Le climat de la vallée de Schinznach est doux et très-salubre ; ainsi, d'après M. J. J. Amsler, la plus grande hauteur thermométrique y est de 22 degrés Réaumur, et la hauteur moyenne de 17 degrés.

La température y est assez égale, les variations brusques ne s'observent que dans les temps très-orageux.

CHAPITRE II.

Histoire de Schinznach.

Schinznach, avec Muri, *im Eigen et Wulpelsberg,* faisait partie des domaines des comtes de Habsbourg. Mais plus tard, à la suite d'une guerre qui éclata entre l'Autriche et la République de Berne, ce territoire passa sous la domination de cette dernière. Il était gouverné par des baillis qui résidaient à Kastelen et à Wildenstein. Depuis que le pays d'Argovie s'est élevé au rang de canton souverain, la vallée de Schinz-nach a recouvré toutes ses prérogatives, et la liberté en a fait un des pays les plus industrieux et les plus remarquables par le grand nombre d'institutions utiles qui y existent.

L'Argovie est une terre classique, et il n'y a pas un de ses monuments, une cime de ses montagnes qui ne rappelle un événement important, depuis la domination romaine jusqu'à nos jours. Nous aurons l'occasion d'en parler lorsque nous signalerons aux baigneurs les sites enchanteurs qu'ils auront à visiter, et qui tous leur rappelleront des événements historiques. On aime, en parcourant cette gracieuse contrée, évoquer les souvenirs du passé, se reporter aux époques dont les vestiges sont encore debout, traverser, l'histoire à la main, les événements douloureux qui s'y sont passés, les grandes actions qui s'y sont accomplies; et après avoir assisté à toutes ces révolutions, à toutes ces batailles, à tous ces crimes, à ces guerres de religion, on est heureux de reposer son esprit au milieu de cette poétique nature et de se dire, comme au réveil d'un cauchemar, que ces faits sont loin de nous, que le calme règne et règnera toujours au milieu de ces beautés faites pour calmer les passions et non pour les exciter; car le milieu fait l'homme, et il est impossible de ne pas éprouver des inspirations sympathiques au milieu de ces tableaux émouvants de la nature, et on se demande comment l'homme a pu être méchant devant des choses si sublimes, si admirables, et qui sont plutôt faites pour élever l'âme que pour soulever les mauvaises passions.

CHAPITRE III.

Statistique — Tableau des baigneurs qui ont fréquenté Schinznach de 1848 à 1864 inclusivement.

Pour donner une idée de la progression toujours croissante des baigneurs qui sont venus réclamer la santé aux thermes de Schinznach, nous présentons le tableau suivant dont les chiffres sont assez éloquents :

En 1848 on comptait à peine . . 1000 baigneurs.
» 1862 on en comptait . . . 1600   »
» 1863   »   1785   »
» 1864   »   2006   »

Nombre de bains administrés.

En 1862 30,000
» 1863 32,000
» 1864 36,000

Ce premier tableau, ainsi qu'on le remarquera, ne contient que le chiffre des baigneurs ; mais il arrive en outre, à Schinznach, un grand nombre de touristes, qui viennent simplement pour y prendre l'air, et se reposer des fatigues de la vie des grandes villes.

Le tableau suivant indique les maladies traitées à Schinznach en 1864, par MM. les docteurs Amsler et Hemmann :

TABLEAU

indiquant les cas de maladies qui ont été traités aux bains de Schinznach dans le cours de l'année 1864, par MM. les docteurs Ch. Amsler et A. Hemmann, médecins des bains.

I. A L'HÔTEL DES BAINS.

	Guéris.	Améliorés.	Sans changemt	Empirés.	TOTAL.
1. Maladies cutanées . .	81	116	29	»	226
2. Débilité (?)	16	38	4	»	58
3. Maladies des os . . .	10	34	8	1	53
4. Maladies scrofuleuses .	7	31	7	»	45
5. Maladies nerveuses . .	4	12	3	»	19
6. Maladies pituiteuses (?) .	6	11	1	»	18
7. Dépôts, abcès. . . .	7	15	1	»	23
8. Syphilis.	6	7	1	2	16
9. Maladies des organes de la digestion (?) . . .	6	12	1	1	20
10. Rhumatismes	5	11	4	1	21
11. Maladies du larynx . .	1	1	»	»	2
12. Maladies des femmes. .	1	12	1	»	14
	150	301	59	5	515

II. A L'HÔPITAL.

	Guéris.	Améliorés.	Sans changemt	Empirés.	TOTAL.
1. Maladies des os . . .	3	50	23	7	83
2. Maladies cutanées. . .	15	29	6	1	51
3. Maladies scrofuleuses .	»	13	3	»	16
4. Dépôts, abcès	»	8	1	»	9
5. Rhumatismes	2	5	2	»	9
6. Débilité.	»	3	1	»	4
7. Syphilis.	1	3	1	»	5
8. Maladies nerveuses . .	»	»	1	»	1
9. Maladies de poitrine . .	1	2	»	»	3
10. Ulcères	7	10	1	»	18
	29	123	39	8	199

On a traité de plus à Schinznach une foule de cas isolés qui ne peuvent entrer dans ce tableau général

Nous trouvons, d'après les deux premiers tableaux, un total de 456 malades officiels, et si nous ajoutons à ce chiffre 400 malades moins gravement atteints et également inscrits, nous trouvons un total de 856 malades, auxquels nous pouvons joindre un certain nombre d'autres individus qui croient pouvoir se passer de l'avis des médecins et qui se traitent eux-mêmes. Il en est ainsi dans tous les bains, et les malheureux ne voient pas qu'ils coudoient tous les jours des médecins, malades aussi, et qui cependant, moins présomptueux, se remettent en arrivant entre les mains du médecin des bains.

En résumé, on peut dire qu'il a été traité 2000 malades à Schinznach en 1864, tandis qu'en 1863 ce chiffre ne s'élevait qu'à 1785, c'est donc une augmentation notable en ce sens qu'à Schinznach il n'y a que de vrais malades. Ce chiffre de 2000 représente un champ d'observation assez vaste, et ces richesses pourraient à elles seules former tous les ans un recueil clinique très-intéressant, car dans les nombreuses affections qui assiégent le genre humain, les maladies de la peau figurent pour une bonne part. Que sera-ce quand on aura fait remplir à Schinznach le rôle qui lui est dévolu par la qualité de ses eaux, leur thermalité, sa position géographique et son climat si doux?

En effet, en examinant les tableaux que nous venons de donner, on est surpris de voir les maladies de la peau former les trois quarts des affections traitées à Schinznach. Nous verrons plus tard au chapitre *In-*

dications que celles de Schinznach sont beaucoup plus nombreuses qu'on le suppose, et qu'on a lieu d'être étonné que jusqu'à présent l'usage de cette eau ait été presque exclusivement restreint aux maladies de la peau et de l'appareil lymphatique, et qu'elle ait été *surtout* si peu employée en boisson.

Deuxième partie.

CHAPITRE PREMIER.

Esquisse géologique des environs de Schinznach, d'après
Mousson.

Schinznach est situé au bout d'une petite chaîne de montagnes qui s'allonge par Hausen, Birmensdorff et Bade jusqu'à Regensberg, où elle est terminée par un groupe de rochers abrupts. De Bade à Regensberg elle prend le nom de *Legerenberg*.

C'est une extension du Jura, dont ce chaînon est séparé par la grande vallée que s'est creusé l'Aar.

Tout ce chaînon est formé de couches de calcaire jurassique, redressées verticalement.

D'après une lettre de M. Élie de Beaumont à M. Studer, le soulèvement de la chaîne du Camont, qui se dirige de Besançon vers Regensberg, fait partie du soulèvement des Alpes orientales.

Ces calcaires jurassiques sont séparés par une faille profonde du terrain triasique (marnes irisées, keuper et muschelkalk), qui est mis à jour à côté des roches jurassiques redressées.

Le Habsberg, qui domine Schinznach et qui est couronné par le château de Habsbourg, est du muschelkalk.

Les eaux de Schinznach surgissent de la faille qui sépare le terrain triasique du terrain jurassique. Leur température constante, qui est de 36 degrés centigrades, prouve qu'elles surgissent d'une profondeur de 800 mètres au moins.

Les gypses de keuper sont ordinairement salifères; la partie inférieure du muschelkalk est formée la plupart du temps par de l'anhydrite, accompagné de bancs de sel gemme; c'est en passant près de ces couches salifères que les eaux de Schinznach prennent leur salure.

CHAPITRE II.

Historique et description de la source. — Propriétés physiques et chimiques.

La découverte de la source de Schinznach date de 1658, elle jaillit d'un rocher calcaire près des bâtiments des vieux bains, à 50 pas environ de l'Aar. Cette source est excessivement abondante; elle donne par minute 240 litres. Sa richesse en hydrogène sulfuré dépasse de beaucoup celle de plusieurs sources renommées. La température et la minéralisation de l'eau de Schinznach ne varient jamais.

A sa sortie du sol elle est immédiatement reçue dans un réservoir d'où elle est amenée dans les bains à l'aide d'une pompe. Le couvercle de ce réservoir et les conduits qui servent à amener l'eau dans l'établissement sont recouverts de soufre sublimé à l'état de poussière impalpable; plus tard cette poussière se réunit en cristaux aciculaires qui, jetés sur des charbons, brûlent et donnent par la combustion un résidu terreux. En hiver, lorsque la source reste longtemps en repos, il se forme à la surface de l'eau une matière visqueuse noirâtre, dont autrefois, d'après Morell, les baigneurs se servaient comme d'un onguent propre à accélérer la poussée.

Au sortir de la source, l'eau est d'une limpidité parfaite, elle dégage une forte odeur d'hydrogène sulfuré, et de nombreuses bulles qui viennent crever à la surface accusent sa saturation gazeuse. Sa saveur est piquante et salée; exposée quelque temps à l'air, elle prend une teinte vert opale et une légère pellicule couvre rapidement sa surface. Chauffée à vase ouvert, elle dépose un faible sédiment de sel terreux.

Sa température est de 36 degrés centigrades (28 degrés Réaumur et 96 degrés Farenheit). J. N. Müller, en 1763, avait déjà constaté qu'elle marquait 28 degrés Réaumur.

C'est cette température élevée qui rend, ainsi que nous l'avons dit dans l'avant-propos, la classification de l'eau de Schinznach difficile. On pourrait dire de cette eau ce que M. Filhol dit à propos de celles d'Aix-la-Chapelle et d'Aix-en-Savoie, à savoir que leur thermalité devrait les faire classer parmi les eaux sulfureuses sodiques et les faire exclure de la classe des eaux calciques ou accidentelles; car d'après M. Fontan lui-même les eaux de cette dernière catégorie sont le plus souvent froides. Nous sommes de l'avis de M. Filhol et nous pensons que les eaux sulfurées calciques devraient former une classe à part du moment qu'elles sont thermales. La combinaison des principes minéralisateurs de l'eau de Schinznach est tellement intime qu'elle reste longtemps limpide, ce qui tient à ce que l'hydrogène sulfuré et l'acide carbonique abandonnent lentement les bases auxquelles ils sont combinés. La lenteur avec laquelle se forment les précipités est d'une grande importance au point de vue de l'inhalation, car les malades dans le bain peuvent longtemps respirer l'hydrogène sulfuré qui se dégage des baignoires. Au reste, le directeur, par un ingénieux appareil, empêche les acides d'abandonner leurs bases, de sorte que l'eau du bain peut rester transparente aussi longtemps qu'on le juge convenable.

L'eau minérale de Schinznach a été analysée à différentes reprises; ainsi, en 1663, elle l'a été par le docteur Jacques Ziegler, de Zurich; en 1694, par le docteur Wepfer, de Schaffhouse; en 1708, par Herzog; en 1717, par Scheuchzer, de Zurich; en 1763, par Müller, de Bâle; vers la fin du siècle dernier, par Schwachheim, Weber, Gagnebin, Maurer; en 1788, par Morell, de Berne; en 1815, par Bauhof, de Wintherthur; en 1844, par Lœwig, alors professeur à Zurich; et enfin, en 1858, dans le laboratoire pharmaceutico-technique de l'école polytechnique fédérale de Zurich, par le professeur Bolley et par Fr. Schweizer, son assistant.

Nous ne communiquons ici que les analyses de l'eau par Lœwig et par Bolley, et l'analyse des concrétions et de la boue minérale par Bauhoff.

Ils ont trouvé dans un litre :

	Lœwig. Gr.	Bolley et Schweizer. Gr.
Sulfate de potasse	»	0,0805
» de soude	0,1600	1,2863
» de chaux	0,8500	0,1571
» de magnésie	0,3570	»
Chlorure de calcium	»	0,7144
» de magnésium	»	0,1496
» de sodium	0,8700	»
Chlorure de potassium } » d'ammonium }	0,0110	»
Carbonate de chaux	0,1890	0,1426
» de magnésie	0,0110	0,0042
Magnésie	»	0,0836
Terre glaise	0,0080	0,0103
Acide silicique	0,0150	0,0128
Oxyde de fer	»	0,0011
Sulfure de calcium	traces.	»
Fluorure de calcium	?	»
Iodure de sodium	traces.	»
Bromure de sodium	»	»
Parties solides	2,4710	2,6425 [1]

Gaz mesurés en centimètres cubes à 36 degrés, température de la source :

1º Acide carbonique	94^{cc},522	92^{cc},550
2º Acide sulfhydrique	63^{cc},544	»
3º Azote	traces.	»

Cette contenance de 0^{lit},0635 d'acide sulfhydrique correspond à 81 milligrammes de soufre par litre d'eau.

L'analyse des concrétions qui se déposent dans les réservoirs et les chaudrons sous forme de croûte dure et grise, a donné à Bauhoff pour 1000 parties :

Carbonate de magnésie	728	parties.
» de chaux	142	»
Sulfate de chaux	48	»
Soufre	44	»
Bitume et résine de soufre	6	»
Oxyde de fer	6	»
Eau et pertes	26	»
	1000	parties.

[1] En procédant directement, on a trouvé dans un litre 2^{gr},7710 de parties solides.

Troisième partie.

CHAPITRE PREMIER.

Considérations générales sur la classification des eaux minérales. — Rang qu'occupent les eaux de Schinznach parmi les eaux sulfureuses sodiques et calciques.

Malgré les progrès de la chimie moderne et la perfection à laquelle sont arrivées les méthodes d'analyse, la science hydrologique n'est point encore parvenue à nous donner une classification naturelle des eaux minérales. La composition chimique des eaux est si variée, les mêmes composants peuvent exister dans des sources diverses, mais en proportion si différente qu'il est difficile d'assigner à chaque source une place exacte dans le système.

Citons un seul exemple de cette difficulté de classification et des erreurs que l'on peut commettre en n'ayant point égard à l'ensemble de la composition chimique d'une eau.

Les sources ferrugineuses sont très-nombreuses, comme on le sait, dans le grand-duché de Bade. Les auteurs du *Dictionnaire général des eaux minérales et d'hydrologie médicale* disent à l'article *Eaux ferrugineuses:* « La proportion de fer est toujours très-faible, « les sources les plus notables comme eaux ferrugineuses, atteignant à peine et ne dépassant presque « jamais 5 centigrammes de sels de fer pour 1000 « grammes. »

Or si nous recherchons dans cet ouvrage, excellent

et consciencieux du reste, les différentes sources de la Forêt-Noire, nous trouverons à l'article *Antogast*, *Bicarbonatée ferrugineuse* (elle renferme 0,0464 de bicarbonate de fer et 0,8564 de bicarbonate de chaux), à l'article *Freyersbach*, *Ferrugineuse bicarbonatée* (la source la plus riche renferme 0,1011 de carbonate de fer et 0,5594 de bicarbonate de chaux). Mais pour ces auteurs *Griesbach* est *bicarbonatée calcique*, et cependant elle renferme 0,0781 de bicarbonate de fer, c'est-à-dire une quantité beaucoup plus forte que le maximum que les auteurs attribuent aux eaux ferrugineuses les plus riches. Il est vrai que Griesbach contient 1^{gr},5921 de bicarbonate de chaux, mais cette quantité considérable si l'on veut de chaux peut-elle altérer l'action thérapeutique de la source au point de lui faire perdre sa qualité de ferrugineuse? Et d'ailleurs le rapport du bicarbonate de fer au bicarbonate de chaux dans l'eau d'Antogast, n'est-il pas le même que dans celle de Griesbach? On voit par ce que nous venons d'exposer, combien il est irrationnel quelquefois de classer une eau minérale d'après tel ou tel composé chimique prédominant sans avoir égard à l'ensemble des substances constituantes.

Si nous nous sommes arrêté un peu longuement sur les difficultés que présente la classification générale des eaux minérales, c'est que ces difficultés nous paraissent encore augmenter quand on veut subdiviser des classes très-naturelles, comme celle des eaux sulfureuses par exemple.

Ces eaux sont divisées par la plupart des auteurs modernes en deux catégories distinctes, les eaux sulfureuses sodiques et les eaux sulfurées calciques. Il y a encore d'autres eaux sulfurées que l'on n'a pas fait entrer dans ces deux catégories, parce que le chlorure de sodium, un de leurs éléments minéralisateurs, y prédomine, et que l'on attribue au principe sulfuré de ces dernières sources une origine différente de celle des premières. Voyons jusqu'à quel point les théories et la nature sont d'accord.

Voici les différences qui, selon *M. Fontan* et la plupart des hydrologistes modernes caractériseraient les eaux sulfureuses des deux premières catégories.

Les eaux sulfureuses *sodiques* ou *naturelles* émergeraient de terrains primitifs ou métamorphiques, les eaux sulfureuses *calciques* ou *accidentelles* des terrains secondaires ou tertiaires. Les premières sont peu minéralisées, les secondes renferment une quantité notable de sels. Tandis que les premières dégagent de l'azote pur, les secondes dégagent de l'acide carbonique, de l'hydrogène sulfuré et seulement des traces d'azote. Les sulfurées *sodiques* contiennent à peine des sels calcaires ou magnésiens, tandis que les autres contiennent des sels calcaires ou magnésiens et des chlorures. Enfin les premières, ordinairement thermales, contiennent du sulfure sodique ; les secondes, le plus souvent froides, contiennent du sulfure de calcium ou du sulfate de chaux.

Ces différences si nettement tranchées en théorie

sont-elles réelles? Voici d'abord l'eau de *Challes*, en Savoie, caractérisée de *sulfurée sodique*, qui sort d'une roche *calcaire marneuse* et bitumineuse appartenant au terrain *jurassique moyen* (*Dictionnaire général des eaux minérales*, t. I, p. 414). Des sources prétendues sulfurées *sodiques*, comme *Baynols* etc., ne contiennent pas de sulfure de sodium; d'autres enfin, comme *Aix-en-Savoie*, *Usson*, *le Vernet*, possèdent à la fois les principes minéralisateurs que l'on dit spéciaux aux eaux *sodiques* et ceux qui caractérisent les eaux *calcaires*.

La même confusion existe lorsqu'on veut séparer les eaux *sulfureuses calciques* des eaux *chlorurées sodiques sulfureuses*. Toutes les sources rangées par les auteurs dans la classe des sulfurées calciques, renferment une assez forte proportion de chlorure de sodium; mais qu'une source de composition chimique identique présente une proportion de chlorure sodique un peu plus forte, la voilà déclassée. Le principe sulfuré auquel on avait attribué la plus haute valeur taxonomique, la perd arbitrairement devant quelques centigrammes de chlorure de sodium, sel que l'on ne considère cependant que comme ayant une valeur tout à fait secondaire. *Aix-la-Chapelle* devient ainsi chlorurée sodique sulfureuse avec $2^{gr},50$ de chlorure de sodium, mais *Gréoulx* avec $1^{gr},50$, et *Digne* avec $1^{gr},80$, restent sulfurées calciques.

De tous ces faits il résulte que les classifications admises jusqu'ici pour ranger les eaux minérales en un certain nombre de groupes, reposent encore sur des principes trop vagues pour pouvoir obtenir un assentiment général.

Les eaux minérales de Schinznach, par leur richesse en principe sulfuré et par leur forte minéralisation sodique, occupent un rang spécial parmi les eaux sulfureuses. Peu de sources de cette catégorie dégagent en aussi grande abondance le gaz sulfhydrique, ce qui doit lui assurer dans l'avenir de nombreux succès dans les maladies de l'appareil respiratoire, que l'on avait jusqu'ici adressées spécialement aux *Eaux-Bonnes* ou à d'autres eaux moins fortement sulfureuses.

M. Durand-Fardel avait déjà reconnu antérieurement toute la valeur des eaux de Schinznach. « Comme « médicament sulfureux, dit-il, ces eaux nous pa- « raissent très-supérieures à celles d'Aix-en-Savoie. » Elles sont aussi de beaucoup supérieures aux eaux d'Aix-la-Chapelle, qui ne contiennent que 0^{gr},31 de gaz sulfhydrique mélangé à de l'azote, de l'acide carbonique et du *gaz de marais*, tandis que l'eau de *Schinznach* contient 33 centimètres cubes d'hydrogène sulfuré, mêlé seulement à une assez forte proportion d'acide carbonique dont on connaît les excellents effets sur les maladies de poitrine.

Les eaux de Schinznach sont plus difficilement comparables aux eaux minérales dont le principe sulfuré plus fixe ne laisse dégager que très-peu de gaz, avec les eaux de Barèges ou de Luchon par exemple. Toutefois cette minéralisation spéciale ne modifie point les propriétés thérapeutiques de ces dernières sources, puisque c'est en définitive le soufre qui est l'agent actif. Les eaux de Schinznach pourront donc être prescrites, avec autant d'avantage que celles des Pyrénées, dans les cas où l'on aura besoin de s'adresser à une médication sulfureuse puissante, et elles seront plus avantageuses lorsque le principe médicamenteux devra être appliqué sous forme gazeuse, comme dans les affections de *poitrine*. Ainsi l'eau de Schinznach participe des propriétés des eaux sulfureuses en général sodiques ou calciques, mais a de plus qu'elles sa richesse en principe gazeux.

CHAPITRE II.

Effets thérapeutiques des eaux sulfureuses en général.

Les propriétés thérapeutiques des eaux sulfureuses en général, et à quelque subdivision classique qu'elles appartiennent, peuvent être ramenées : 1° aux effets spéciaux dus au principe sulfuré ; 2° aux effets généraux dus soit à la thermalité de la source, soit à l'application balnéatoire, soit aux autres principes chimiques de la source.

Les premiers effets, communs à toutes les eaux minérales sulfureuses, s'appliquent principalement aux affections herpétiques et aux maladies catarrhales de l'appareil respiratoire. Tous les médecins connaissent l'action favorable que le soufre exerce dans les mala-

dies de ce genre, et les plus anciens maîtres de l'art,
Galien, Dioscoride etc. l'ont vantée. Mais dans la thérapeutique ordinaire l'on ne peut s'adresser ordinairement qu'au soufre en poudre, et celui-ci, quelque
divisé qu'il soit, est peu modifié par les liquides de
l'économie, reste par conséquent en grande partie insoluble et traverse l'économie sans action notable. Il
faut faire avaler au malade des quantités assez fortes
de soufre pour arriver bien lentement à un effet ap-
préciable. Il en est tout autrement des eaux minérales sulfureuses. Dans celles-ci, le principe sulfuré,
quoique en petite quantité, est à l'état soluble; l'économie en est donc rapidement saturée. Ajoutez à cela
que beaucoup d'eaux minérales sulfureuses dégagent
une certaine proportion de gaz hydro-sulfurique, qui
est absorbé par les voies respiratoires et concourt
ainsi à une saturation plus prompte de l'économie
animale. C'est donc principalement aux eaux minérales sulfureuses qu'il faudra s'adresser pour guérir
les affections herpétiques, dont le soufre est le spécifique, ou pour les affections catarrhales des voies respiratoires, où le gaz sulfhydrique dégagé permet de
porter le médicament sur les surfaces malades.

N'oublions pas de citer l'action parasiticide des préparations sulfureuses, qui nous mène à une autre application des eaux minérales de cette catégorie, soit
contre les maladies *psoriques* où elles tuent promptement les acares, soit contre le *pityriasis*, le *favus* etc.
où elles détruisent les champignons parasites, cause

de ces maladies. Citons encore pour mémoire l'effet que produisent les eaux sulfureuses prises à l'intérieur sur les entozoaires, qu'elles font disparaître très-rapidement.

Quoique beaucoup d'anciens médecins aient cité le soufre comme remède spécial dans les affections scrofuleuses, nous ne pouvons guère admettre ce mode d'action. Si les eaux minérales sulfureuses, et celle de Schinznach en particulier, exercent une action si efficace dans le traitement de la scrofule, ce n'est pas en vertu de leur sulfuration seule, mais grâce à l'ensemble de leur constitution chimique ; c'est leur qualité excitante qui, activant la vitalité des tissus, relève l'organisme entier et produit ainsi l'amendement des phénomènes morbides. La même cause produit des effets semblables dans d'autres affections chroniques ou cachectiques, telles que le *lymphatisme*, le *rhumatisme*, la *chlorose* etc.

On a attribué aux eaux sulfureuses une vertu curative sur la *syphilis*. Cette action n'est rien moins que prouvée ; il paraît au contraire, d'après les observations de MM. *Hemmann* et *Amsler*, que l'eau de Schinznach en particulier aurait souvent pour effet de rappeler les manifestations cutanées de la syphilis, dans les cas où cette maladie, peu convenablement traitée, paraîtrait guérie et resterait cependant encore à l'état latent dans l'économie animale. Le docteur *Hemmann* croit même pouvoir appliquer à l'eau de Schinznach le nom de *réactif* de la syphilis.

2.

Une autre série d'applications des eaux minérales sulfureuses, dépendant aussi de leur action excitante ou reconfortante, est dirigée contre certaines affections *chirurgicales*, telles que plaies d'armes à feu, séquestres osseux etc., contre le *catarrhe vésical*, la *métrite*, et même contre certaines maladies de l'appareil digestif, telle que la *dyspepsie* etc. Nous n'avons pas l'intention de décrire ici le mode d'action des eaux sulfureuses sur les affections si diverses que nous venons d'énumérer, nous réservant d'y revenir lorsque nous parlerons de l'application spéciale des eaux de Schinznach.

CHAPITRE III.

Effets physiologiques et thérapeutiques des eaux de Schinznach.

Pour expliquer les effets physiologiques des eaux de Schinznach il faut nous rappeler : 1º qu'elles sont thermales ; 2º qu'elles contiennent une grande proportion de gaz sulfhydrique libre ; enfin 3º qu'elles sont assez richement minéralisées, et que cette minéralisation est due en majeure partie à des sels sodiques et calciques.

Il est impossible d'attribuer à chaque composant minéral un effet particulier, d'autant moins que nous ne connaissons jamais la véritable constitution chimique d'une eau quelconque. Le chimiste trouve, par son analyse, des bases et des acides, mais il ne peut nous dire comment ces bases et ces acides se trouvent combinés; en un mot, la composition chimique, telle que nous la donne le chimiste, dépend des vues théoriques de celui-ci, elle est *subjective*, comme disent les Allemands. La comparaison des deux analyses les plus modernes des eaux de Schinznach nous montre quelle divergence peut exister à cet égard. Ainsi Lœwig croit que l'acide sulfurique qu'il a trouvé est combiné principalement à la chaux, tandis que Bolley le croit plutôt associé à la soude : le premier nous donne ainsi, comme partie constituante de l'eau, une grande proportion de sulfate de chaux et peu de sulfate de soude; le second nous présente un résultat inverse. Force est donc au médecin hydrologiste d'expliquer les effets physiologiques par l'ensemble de la composition chimique et de n'attacher aucune importance à tel ou tel composant isolé.

L'action physiologique des eaux de Schinznach est diverse selon le mode d'application externe ou interne.

Bains. Un bain tiède (de 31 à 32° c.) produit d'abord un léger ébranlement de tout le corps; la peau se contracte et devient rugueuse. M. Meyer-Ahrens (*die Heilquellen und Kurorte der Schweiz*, t. II, p. 871) note encore comme phénomène particulier une espèce de mouvement convulsif de la mâchoire inférieure et de tout le corps. Plus tard, la respiration devient un peu difficile, la tête se congestionne légèrement, le pouls faiblit et le baigneur ressent des envies fréquentes d'uriner.

Lorsque le bain est plus chaud et moins prolongé,

la tension cutanée cesse au sortir du bain, et bientôt la peau se congestionne, rougit fortement, devient plus chaude et se couvre d'une légère transpiration.

Lorsqu'on prend, au lieu de bains tièdes, des bains de 37 à 38 degrés centigrades, et qu'on les prolonge pendant une heure, on voit au bout de quatre à cinq jours la peau se couvrir d'une éruption particulière (*poussée*), à laquelle on a attribué une signification exagérée et sur laquelle nous reviendrons tout à l'heure. Cette poussée est d'autant plus intense et plus rapide dans son apparition que les bains sont plus chauds et plus prolongés.

Les bains que l'on administre habituellement à Schinznach ont une température de 32 à 35 degrés. A cette température les bains excitent légèrement les nerfs, surtout le système ganglionnaire; ils activent la circulation, rendent la respiration plus légère et plus facile, et produisent des envies fréquentes d'uriner. Les bains trop chauds produisent souvent dès congestions et de la fièvre.

Les effets consécutifs des bains se font bientôt sentir. Fréquence du pouls, battements cardiaques plus forts, transpiration facile, augmentation dans la sécrétion urinaire et dans la sécrétion bronchiale, tels sont les phénomènes que l'on remarque habituellement après l'usage des bains de Schinznach. Les sécrétions sont en général augmentées et subissent dès changements notables dans leur composition. Ainsi l'urine (Hemmann, *die Heilquellen zu Schinznach und Wildegg,*

p. 52) est claire et limpide au moment de son excrétion, mais se trouble et laisse déposer un sédiment muqueux par le refroidissement. Sa pesanteur spécifique est habituellement diminuée : l'urée et l'acide urique ont augmenté, tandis que les phosphates et les sulfates ont diminué de proportion. Cette excrétion plus abondante de principes détruits dans l'économie animale démontre que l'échange des matériaux organiques dans le corps humain est activé, de là bientôt appétit plus fort, digestion plus facile, sanguification plus rapide et plus normale. Sous cette influence on voit quelquefois rapidement disparaître des indurations chroniques de divers tissus. Chez les femmes, la menstruation se présente ordinairement plus tôt et plus abondante qu'habituellement.

Examinons maintenant plus particulièrement le phénomène dont nous avons parlé plus haut, la *poussée*. C'est, comme nous l'avons déjà dit, une éruption de la peau, qui peut se montrer sous des formes diverses et que l'on a cru pendant longtemps être une condition essentielle de réussite du traitement balnéatoire dans certaines stations thermales.

Faisons remarquer de suite que le phénomène de la poussée n'est pas un phénomène spécial à une certaine catégorie d'eaux minérales : Pfeffers, Loëche, Baden (en Suisse), qui sont des eaux sulfatées faibles, donnent la poussée comme Schinznach, eau sulfureuse. On a remarqué le même phénomène après des bains de mer prolongés. Ce n'est donc point la minéralisation de l'eau qui y donne naissance, et c'est à d'autres causes qu'il faut l'attribuer. Les auteurs du *Dictionnaire général des eaux minérales* font remarquer avec raison que *la notion de la poussée et de son importance a pris naissance, en vertu d'une véritable tradition, dans les thermes, où de vieille date se pratique l'immersion prolongée.*

Nous croyons donc que c'est une très-grande erreur de considérer la *poussée* ou *exanthème thermal* comme un signe de saturation thermale, et nous ne pouvons lui attribuer avec MM. *Hemmann* et *Amsler*[1], avec M. *Foissac*[2], qu'une forte puissance de révulsion, utile dans certains cas, mais souvent aussi inutile si ce n'est même dangereuse. C'est aux médecins des sources de juger, d'après l'entité morbide et le tempérament du malade, s'il est utile d'avoir recours à ce mode de médication, ou s'il ne serait pas plus nécessaire de tempérer au contraire la réaction balnéaire. Les malades, habituellement imbus de vieilles idées de crise ou d'humorisme, ont tous le désir de voir naître l'éruption qui, selon eux, est une condition essentielle de réussite, et beaucoup d'entre eux ignorent quel tort irréparable ils se font, en se soumettant au même régime balnéaire que des malades, atteints d'affections différentes de nature et d'intensité. Nous conseillons donc à ceux qui vont chercher aux bains de Schinznach leur guérison ou un soulagement

---

[1] *Les bains de Schinznach*, par le docteur Amsler, 1854.

[2] *Notice sur les propriétés médicales des eaux de Loëche*, 1836.

à leurs maux, de s'adresser dès l'abord aux médecins
de cette station, et de s'abandonner complétement à la
direction de ces habiles spécialistes.

Voici sous quelles formes habituelles se montre
l'*exanthème thermal* ou *poussée*.

Dans les cas légers, l'irritation de la peau ne se
manifeste que par une rougeur légère qui disparaît immédiatement après le bain. Chez les sujets sanguins
la coloration devient plus foncée, écarlate même;
mais au sortir du bain l'on voit apparaître peu à peu
des taches blanchâtres qui s'étendent graduellement, et
la peau reprend au bout de peu de temps sa coloration
normale.

D'autres fois, la congestion cutanée devient plus
forte et ne disparaît plus complétement au sortir du
bain; le pouls s'accélère, un peu de fièvre se déclare.
La peau devient sèche, brûlante, rouge et sensible,
puis se couvre de petites élevures vésiculeuses, le malade éprouve de la lassitude et de légers mouvements
fébriles, l'urine se trouble, la soif augmente, quelquefois l'appétit est diminué et le sommeil agité. Cette
période dure quelques jours, puis la fièvre éruptive
diminue, l'épiderme se dessèche, une assez vive dé-
mangeaison se fait sentir, jusqu'à ce qu'une desqua-
mation farineuse ou furfuracée mette fin à cet ensemble de symptômes et ramène la peau à son état
normal.

Un autre phénomène qui se présente chez certains malades à la suite de l'usage des bains de *Schinz-*

nach, c'est une *conjonctivite* assez forte quelquefois et accompagnée souvent d'une légère photophobie. Comme l'érythème balnéaire, ce symptôme est uniquement causé par un phénomène de contact. Les malades qui se baignent pendant deux à quatre heures, sont en contact direct avec une atmosphère fortement chargée de gaz hydrogène sulfuré, et il n'est point étonnant que l'irritation produite par ce gaz sur la conjonctive fasse naître une légère ophthalmie, qui du reste ne réclame point de traitement particulier et disparaît au bout de trois à quatre jours.

Usage interne. L'eau de Schinznach prise en boisson active singulièrement la sécrétion urinaire. L'urine excrétée contient une certaine quantité de chlorure de sodium, tandis que l'urée et l'acide urique diminuent de proportion, ce qui est juste le contraire de ce qui se présente après l'usage des bains (Hemmann, *loc. cit.*, p. 53). La sécrétion bronchique est augmentée et les mucosités expuées sont jaunâtres et épaisses. Quelquefois l'appétit est un peu diminué au début de la cure, quelquefois encore il y a une légère constipation, mais le plus souvent la digestion est activée, la sécrétion intestinale augmentée et les matières fécales, comme il était à prévoir, prennent une odeur fétide. Rarement l'eau de Schinznach produit un effet purgatif. Les substances minéralisatrices introduites dans le corps humain par ces eaux ne sont éliminées que très-lentement, en sorte que huit à quinze jours encore après avoir cessé l'usage de l'eau minérale, les sécrétions cutanée, pulmonaire et intestinale, contiennent des substances étrangères à l'organisme et facilement perceptibles à l'odorat.

Effets. Lorsqu'on use en même temps des eaux de Schinznach en bain et en boisson, les phénomènes physiologiques décrits jusqu'ici isolément, se combinent et gagnent en intensité. La fièvre arrive plus rapidement et est plus marquée. C'est surtout dans ces cas qu'il faut se garder de prendre des bains trop prolongés et trop chauds : des congestions cérébrales, des lipothymies et souvent des accidents apoplectiformes peuvent être la conséquence de l'application mal entendue du traitement balnéatoire.

CHAPITRE IV.

Action spéciale. — Indications et contre-indications.

Les propriétés physiologiques des eaux de Schinznach, que nous avons relatées plus haut, nous permettent de juger quand leur emploi pourra être favorable ou quand elles seront contre-indiquées.

Ces eaux, comme nous l'avons vu, sont excitantes en raison d'un de leurs éléments minéralisateurs, le soufre; elles le sont encore, en partie, en raison de leur température. Si cette dernière cause d'excitation peut être évitée, il n'en est pas de même de la première. Mais si l'excitation sulfureuse est indiquée dans certains cas, *indispensable* même, il en est d'autres où elle serait *dangereuse*. Ces indications et contre-indi-

cations de l'emploi des eaux de Schinznach dépendent
du tempérament du malade et de l'affection morbide
elle-même. L'organisme humain se trouve souvent
dans un état de langueur, d'atonie, suite de nutrition
entravée, de cachexies acquises ou de vices de sang
héréditaires ; dans tous ces cas il suffit quelquefois
d'une excitation continuée pendant quelques jours
pour modifier très-rapidement des maladies qui pa-
raissaient d'abord rebelles à tous les remèdes. Les médecins de Schinznach ont pris l'habitude d'augmenter
encore l'effet favorable produit par l'usage externe de
leur source, en administrant aux chlorotiques des
eaux ferrugineuses en boisson et de l'eau de Wildegg
aux scrofuleux. Mais la vitalité de l'organisme n'est
point seulement déprimée par les maladies chroniques
ou cachectiques que nous venons de citer. Beaucoup
de maladies aiguës laissent les convalescents dans un
état de langueur et de faiblesse telle que toutes les
fonctions vitales ne s'accomplissent qu'avec peine, et
qu'il faut un laps de temps souvent très-long pour
ramener un peu d'énergie dans l'exercice de ces fonctions. Qui ne connaît, sous ce rapport, les convar
lescences qui suivent les dysenteries, la fièvre ty-
phoïde ou le choléra? C'est dans ces cas encore que
l'eau de Schinznach trouve une application des plus
utiles et qu'elle produit des résultats rapides et inespérés.

A ces maladies qui, causées par une composition
vicieuse du sang, attaquent pour ainsi dire l'orga-

nisme entier, il faut ajouter d'autres maladies plus locales et que l'eau de Schinznach guérit encore plus
facilement peut-être ; nous parlons de ces affections
des muqueuses caractérisées par une hypersécrétion
et qui sont ordinairement désignées sous le nom de
catarrhes. Quelquefois ces catarrhes sont sous l'influence d'une constitution herpétique, mais souvent
aussi ils existent à l'état idiopathique, et dans l'un
ou l'autre cas, les eaux de Schinznach sont indiquées.
Ainsi le catarrhe pulmonaire, le catarrhe utérin, cette
maladie si fréquente chez les femmes, le catarrhe vésical etc. sont favorablement modifiés et enrayés par
ces eaux. Nous verrons plus tard, en parlant spécialement de ces maladies, quels sont les modes d'administration des eaux les plus favorables au traitement de chacune de ces maladies en particulier. Quant
au rhumatisme chronique, cette maladie banale qui
se retrouve en majorité à toutes les stations minérales,
et qui est guérie à peu près partout, il est pour ainsi
dire inutile de faire remarquer qu'elle est presque
toujours enrayée à Schinznach. Ce n'est point autant
la minéralisation ni la thermalité de l'eau qui sont indiquées dans ces cas, que le mode d'administration,
douches, étuve etc., et sous le rapport de cette application particulière, l'aménagement de Schinznach ne
laisse rien à désirer.

Quelques affections du système nerveux, hémiplé-
gie, paraplégie, sont modifiées heureusement par les
eaux sulfureuses de Schinznach, lorsque ces maladies

ne dépendent pas de lésions organiques trop avancées.

L'eau de Schinznach est encore indiquée dans les empoisonnements chroniques dus au mercure ou à l'arsenic. Cette eau n'agit point dans ces cas par sa composition chimique, puisque les sulfures de ces métaux sont des combinaisons insolubles: mais en activant l'échange des matériaux dans le corps, en stimulant les organes sécrétoires, l'eau aide puissamment l'organisme à se débarrasser de ces corps toxiques. L'indication des propriétés de l'eau de Schinznach nous fait aussi préjuger des cas où son emploi peut être inutile et même nuisible. Excitant énergique, cette eau sera contre-indiquée dans la plupart des maladies aiguës et fébriles et pour les personnes pléthoriques ou sujettes à des congestions sanguines actives. Ainsi contre-indication absolue pour les personnes qui souffrent de congestions cérébrales ou pulmonaires, qui sont atteintes de douleurs articulaires aiguës ou qui ont une hypertrophie du cœur ou des anévrysmes cardiaques ou artériels. On ne peut non plus administrer ces eaux dans les cas de suppurations internes et fébriles, dans la tuberculisation aiguë, et même lorsque la phthisie, quoique à marche chronique, a de la tendance, sous l'influence d'une cause excitante, à prendre une marche plus rapide. Dans certains cas d'épuisement profond, de marasme, dans l'hydropisie, le squirrhe ou le cancer, l'eau de Schinznach peut être considérée comme dangereuse. Ces eaux sont encore souvent nuisibles dans la grossesse; et si cet état n'en empêche pas d'une façon absolue l'administration, il doit cependant nous engager à une prudence très-grande.

Examinons maintenant tour à tour les maladies spéciales contre lesquelles on a employé les eaux de Schinznach, et les résultats obtenus par l'emploi de ce mode de traitement.

Les maladies de la peau, contre lesquelles les préparations sulfureuses sont employées de temps immémorial, se présentent naturellement à nous les premières.

I. Maladies de la peau.

Un grand nombre d'affections cutanées sont liées originairement à la prédominance du tempérament lymphatique. Les statistiques de M. *Devergie* (*Traité des maladies de la peau*) nous apprennent que sur 100 cas d'*eczéma* impétigineux, 85 se sont montrés chez des individus dont le tempérament se trouve qualifié de lymphatique. La cause prédisposante de ces maladies doit donc être rapportée à ce tempérament, et un traitement rationnel s'appliquera autant à modifier ce tempérament qu'à obtenir la guérison des manifestations locales de l'affection. De là une médication *anti-lymphatique*.

Le soufre et ses composés jouent un grand rôle dans cette médication. Or les formes pharmaceutiques du soufre sont peu nombreuses: l'administrer sous

forme de fleurs de soufre, soit en pilules, soit en ta-
blettes, est assez difficile; car le soufre est insoluble
et il faut en prescrire de grandes quantités pour
obtenir des effets sensibles. D'un autre côté le seul
composé sulfureux qu'on ait employé à l'intérieur est
le *sulfure* de potassium: mais ce médicament est d'une
odeur et d'un aspect repoussant et s'altère du reste
rapidement à l'air.

Reste la médication *naturelle*, c'est-à-dire celle des
eaux minérales sulfureuses qui, contenant la substance active en petite proportion il est vrai, mais à l'état
soluble, produisent des effets prompts et le plus souvent durables. Cette médication a du reste encore l'a-
vantage d'être facilement administrée soit à l'extérieur
soit à l'intérieur.

Le traitement sulfureux est surtout indiqué dans
les *herpès*, les *eczémas*, le *pityriasis* et dans les formes
composées qui participent de la nature de ces affections.

a) Eczéma.

On sait que l'eczéma est une maladie caractérisée
par une éruption de vésicules avec rougeur et déman-
geaison de la partie affectée. Les vésicules qui paraissent d'abord sont très-fugaces et font place à une
sécrétion abondante de sérosité limpide et citrine qui
tache le linge en gris. C'est cette sécrétion qui a fait
donner à l'eczéma le nom allemand de *næssende Flechte*.

Nous ne nous arrêterons pas à décrire les diverses

variétés et variations de cette maladie si commune ;
rappelons seulement qu'elle peut être *aiguë* ou *chronique* et qu'elle apparaît sur différentes parties du corps.
Lorsque l'eczéma est très-étendu ou qu'il affecte
des endroits très-sensibles du corps, comme le ma-
melon, la vulve, les bourses, il devient quelquefois
le désespoir du malade par la surexcitation et les démangeaisons qu'il cause, et celui du médecin par sa
ténacité et la difficulté de sa guérison.

Le traitement de ces diverses formes d'eczéma varie nécessairement suivant le siége que la maladie occupe, mais il est toujours fondé sur l'emploi simultané des eaux à l'extérieur et à l'intérieur.

L'application externe des eaux agit non-seulement
par la présence du principe sulfuré, mais encore par
l'action des sels dissous dans l'eau, surtout des sels
calcaires, sur la surface sécrétante. L'action interne
des eaux est due en grande partie au principe sulfuré,
mais dépend aussi en partie des qualités diurétiques et
reconstituantes des autres principes minéralisateurs.

M. le docteur *Amsler*, dans une excellente notice
qu'il a publiée sur l'action des eaux de Schinznach dans
l'eczéma, nous donne l'exposé des variations que l'on
fait subir au traitement, dans les diverses formes de
la maladie. Nous ne pouvons mieux faire que de résu-
mer ici les résultats principaux auxquels est arrivé cet
excellent observateur.

Les démangeaisons produites par cette maladie et
qui portent le malade à se gratter quelquefois violem-

ment, ce qui irrite toujours plus fortement la peau, sont souvent enlevées après un seul bain prolongé. L'eau ramollit les croûtes produites par l'exsudation, diminue la sécrétion de la peau et calme l'inflammation et la tension de cette membrane.

L'*eczéma* du cuir chevelu, plus commun chez les femmes que chez les hommes, est traité à Schinznach par des douches et des fomentations, et bien entendu par l'usage interne de l'eau. Des cas très-invétérés et ayant résisté à l'emploi des médications les plus répétées, sont ainsi quelquefois très-promptement, et radicalement guéris.

L'*eczéma des oreilles* est traité de la même manière et avec les mêmes résultats.

L'*eczéma des cuisses, de l'anus, des parties génitales* est beaucoup plus tenace que les autres formes, puisque les parties sont exposées à un frottement presque continuel dans la marche. Outre les bains et les fomentations, on applique dans ces cas des douches ascendantes, en pluie d'abord, puis en colonne. Malgré l'emploi de ces différents moyens, cette variété d'eczéma ne guérit pas habituellement en une seule saison; mais les malades sont soulagés, et une seconde cure parvient ordinairement à triompher de l'affection.

L'*eczéma du tronc, des membres*, et l'*eczéma généralisé* sont traités de même par des bains, des douches etc. On voit que le traitement externe varie selon le siége de la maladie: le traitement interne est le même dans tous les cas, la dose seule est modifiée selon la constitution et le tempérament du malade.

b) Herpès.

Comme l'eczéma, les affections herpétiques sont le plus souvent sous la dépendance du tempérament lymphatique. L'herpès est constitué, comme l'eczéma, par des vésicules, et dépendant de la même cause prédisposante, il exige le même traitement. Cette maladie est habituellement chronique et occupe des régions diverses du corps, les lèvres, le nez, la pulpe des doigts etc. Dans les formes aiguës, elle marche assez rapidement vers la résolution; dans les formes chroniques, au contraire, outre le tempérament prédisposant, il y a ordinairement complication de gastralgie et d'entéralgie. L'application externe de l'eau de Schinznach, soit en bains soit en fomentations ou en douches, est la même que pour les affections eczémateuses, et son usage interne a l'avantage de calmer rapidement les complications gastralgiques ou entéralgiques. L'herpès est du reste une maladie beaucoup plus rare que l'eczéma et qui se trouve par conséquent traitée plus rarement dans les stations minérales.

c) Impetigo.

L'impetigo est aussi traité à Schinznach avec des résultats favorables. Cette maladie, caractérisée par des pustules remplies d'un pus jaune serin, qui se concrète au contact de l'air dès que la vésicule est rompue, est fréquente dans l'enfance et l'adolescence, et se trouve le plus souvent en relation avec le tempérament lymphatique. Elle peut être aiguë ou chronique; ce n'est que dans cette dernière forme que les eaux sulfureuses sont applicables. Comme cette maladie se développe principalement à la face, c'est ordinairement avec des lotions, des fomentations, quelquefois avec des douches qu'il faut l'attaquer, tout en administrant l'eau à l'intérieur pour modifier la cause prédisposante.

d) Psoriasis.

Mais ce ne sont point seulement les maladies cutanées à sécrétion liquide qui sont heureusement modifiées par les eaux de Schinznach; le *psoriasis*, qui se caractérise par la production de squames et qui est la plus fréquente des affections de la peau après l'eczéma, se présente souvent à Schinznach et y est ordinairement guéri après une ou deux saisons. L'application des eaux est la même que dans les maladies précédemment citées, nous ne ferions donc que nous répéter si nous voulions de nouveau énumérer les divers modes de traitement.

e) Urticaire, érysipèle chronique.

Il en est de même de l'*urticaire* et de l'*érysipèle* chroniques. La première de ces maladies, caractérisée comme on sait par des élevures arrondies disséminées, par une couleur rosée qui disparaît sous la pression du doigt, et par la sensation de picotement et de cuisson qui rappelle la douleur de la piqûre d'ortie, peut être aiguë ou chronique. On ne traite à Schinznach que cette dernière forme, qui n'est pas fébrile, tandis que la première l'est toujours. L'*urticaire chronique* est toujours extrêmement tenace, et il faut de la part du malade une grande persévérance pour arriver à une guérison complète. Le plus souvent l'*urticaire*, comme le psoriasis, se trouve accompagnée de symptômes d'entéralgie ou de gastralgie qui sont heureusement modifiés par l'usage interne des eaux de Schinznach. C'est surtout chez les enfants attaqués par cette maladie que la cure a produit les plus heureux résultats.

Avant de terminer ces considérations sur les maladies de la peau idiopathiques, rendons les malades attentifs aux conséquences de leur régime ultérieur, après la guérison obtenue à Schinznach. Si le patient, arrivé chez lui, reprend ses habitudes, si son tempérament heureusement modifié par les eaux de Schinznach, par une nourriture tonique et des repas réglés, par les soins hygiéniques qui entourent le malade à cet établissement, si, dis-je, ce tempérament est de nouveau débilité par des écarts de régime et une mauvaise nourriture, il reprendra le rôle de cause prépondérante dans la production de maladies futures, et nul doute que l'affection guérie par des soins bien entendus ne reparaisse au bout de quelque temps aussi intense que la première fois. Le meilleur moyen d'obtenir la guérison radicale d'une maladie qui dépend de la constitution, est de préserver cette constitution de toute cause d'altération, par des soins hygiéniques continus et par un régime alimentaire approprié.

Jusqu'ici nous avons parlé de maladies de la peau idiopathiques ou qui sont sous la dépendance d'un tempérament vicié; mais il est encore une autre série d'affections cutanées qui sont occasionnées par des êtres *parasites*. Nous avons déjà, au chapitre *De l'action physiologique des eaux de Schinznach*, parlé des propriétés parasiticides du soufre; il est de toute évidence que l'emploi de ces eaux, détruisant la cause de ces maladies, fera disparaître rapidement les affections de ce genre, qu'elles soient déterminées par un sarcopte ou par des végétaux inférieurs.

f). Gale, Pityriasis versicolor, Porrigo decalvans, Favus etc.

La *gale* est, comme on sait, produite par une arachnide de la section des *acarides* et qu'on a nommée le *sarcopte* de la gale. Autrefois, sous l'empire d'idées humoristiques, on n'osait guérir rapidement cette affection, dans la crainte de produire des métastases dangereuses; mais depuis que l'on connaît la véritable cause de la maladie, cette crainte a complétement disparu. Ce qui importe le plus dans le traitement de cette affection, c'est de mettre l'animal en contact immédiat avec l'agent parasiticide, ce que l'on obtient au moyen de frictions rudes qui, déchirant les vésicules, mettent l'animalcule à nu. Les bains prolongés, en ramollissant les couches épidermiques, favorisent singulièrement cette opération, et il n'est pas étonnant que l'eau de Schinznach, administrée en bains, produise des effets rapides et durables.

Dans les autres maladies que nous avons citées plus haut, la cause de l'affection est un parasite végétal, différent pour chacune d'entre elles, mais qui est tué par les mêmes agents. Il y a cependant à prendre quelques précautions préliminaires avant d'entreprendre le traitement définitif. Pour quelques-unes de ces maladies, le pityriasis par exemple, le végétal est simplement épidermique; il est par conséquent plus accessible que dans les autres affections, où il se loge dans les cheveux mêmes ou dans les follicules pileux, et se trouve ainsi soustrait à l'action immédiate du parasiticide. Il faut donc *épiler* d'abord les parties affectées, puis instituer le traitement. Sans ces précautions le végétal n'est point détruit complétement; ses spores sont encore capables de germer et reproduisent la maladie au moment où l'on pensait être arrivé à la guérison. Quoique l'épilation soit un peu douloureuse, nous engageons vivement les malades à s'y soumettre dès le début de la cure, une guérison radicale ne pouvant avoir lieu qu'à ce prix.

Quant aux modes d'administration des eaux de Schinznach dans les cas de cette nature, ils sont tout à fait simples. L'usage interne est inutile, s'il ne s'agit que de tuer le parasite; il est au contraire indiqué si l'on se propose de reconforter une organisation affaiblie ou de modifier un tempérament lymphatique ou scrofuleux. Si la maladie siége au tronc, comme le pityriasis, les bains généraux suffisent ; si, au contraire, elle se présente au cuir chevelu, comme le favus, la teigne tonsurante, ou à la face comme cette dernière, ou enfin au menton comme la mentagre, on a surtout recours aux douches répétées et aux fomentations continues. De cette façon le parasite est souvent rapidement détruit.

D'autres maladies cutanées papuleuses, comme le prurigo, ou accompagnées de lésions profondes de derme, sont très-peu ou point du tout modifiées par la médication de Schinznach. Ainsi les diverses formes de lichen, le lupus, l'ichtyose et l'elephantiasis surtout, ne sont presque jamais guéris par la médication sulfureuse naturelle.

II. Maladies des membranes muqueuses, de forme catarrhale.

Dans la plupart des maladies des membranes muqueuses caractérisées par une hypersécrétion, et qui sont le plus souvent sous l'influence d'une nutrition incomplète ou d'une constitution lymphatique, les médicaments sulfureux rendent d'excellents services. En outre, beaucoup de catarrhes pulmonaires, par exemple, alternent avec des éruptions herpétiques et sont sous la dépendance d'une même cause. Le catarrhe cesse à l'apparition de l'affection cutanée, et se reproduit dès que celle-ci s'amende. La médication sulfureuse et surtout les eaux minérales font disparaître ces deux manifestations d'une même cause. Mais même lorsque le catarrhe pulmonaire est idiopathique, pourvu qu'il ne soit point fébrile, l'eau de Schinznach en triomphe assez rapidement. On l'administre dans ces cas à l'intérieur. La respiration des gaz dégagés de l'eau a une influence très-favorable sur la muqueuse pulmonaire, en activant la vitalité de cette membrane et en favorisant l'expectoration. Schinznach possède, il est vrai, des chambres d'inhalation gazeuse, mais, en outre, chaque cabinet de bains en est une, en raison de la facilité avec laquelle les gaz se dégagent de l'eau. Cette année, une amélioration nouvelle a été introduite, je veux parler des appareils pulvérisateurs qui permettront de faire réagir sur les muqueuses l'eau dans son intégrité de composition chimique, en sorte que l'effet utile des gaz sera encore augmenté par celui des sels tenus en dissolution.

Le catarrhe stomacal, caractérisé par des vomiturilions et même des vomissements de matières glaireuses, des pesanteurs à l'estomac, de la constipation, un aspect pâle et blafard de la peau, se modifie rapidement par l'effet tonique et stimulant de l'eau de Schinznach prise en boisson. Cet effet est encore favorisé par l'action générale des bains, par la régularité dans les repas, par les promenades et par la pureté de l'air que l'on respire dans le voisinage de Schinznach.

Les catarrhes de la vessie sont aussi promptement et heureusement modifiés par l'usage de l'eau.

Quant au catarrhe utérin, cette maladie si commune chez les femmes, il est presque toujours enrayé lorsqu'il ne dépend point d'une lésion organique de la matrice. Ce catarrhe se présente fréquemment accompagné de chlorose ou d'anhémie, ou à la suite de couches nombreuses et pénibles; l'usage interne de l'eau, mais surtout l'emploi de douches ascendantes, parviennent à en triompher rapidement.

III. Maladies pulmonaires autres que le catarrhe. — Maladies du larynx.

La laryngite chronique, ainsi que les affections chroniques des bronches et de l'appareil pulmonaire, telles que bronchite, asthme, dilatation des bronches, exsudations pleurétiques, se trouvent modifiées favorablement par l'administration des eaux de Schinznach. On conçoit que, dans ces divers cas, l'eau n'agit point par son principe sulfuré seulement, mais par ses vertus toniques et réconfortantes, et surtout par l'activité qu'elle imprime à l'échange des matières organiques.

La plupart de ces affections sont traitées en même temps par l'usage interne de l'eau et par l'inhalation gazeuse. L'appareil pulvérisateur nouvellement construit permettra encore d'administrer l'eau en vapeurs, et mettra par conséquent en contact direct les membranes malades et tous les principes minéralisateurs de l'eau. Nous croyons que ce dernier mode de traitement produira des succès plus rapides encore que la simple inhalation gazeuse ; car, quoique l'effet de l'hydrogène sulfuré soit assez actif, il ne faut point oublier que les sels, surtout calciques, doivent singulièrement augmenter l'action curative des eaux.

Encore une remarque à propos des affections pulmonaires et laryngiennes. Jusqu'ici les personnes étrangères à la Suisse et atteintes d'affections de ce genre, se dirigeaient rarement vers la station de Schinznach. D'autres sources minérales, comme les *Eaux-Bonnes, Amélie-les-Bains* etc., jouissent d'une réputation pour ainsi dire exclusive dans le traitement de ces maladies. Ce n'était point une différence de minéralisation qui leur avait procuré cette renommée, mais diverses autres causes que nous ne pouvons pas énumérer dans un opuscule du genre de celui-ci. Bornons-nous à répéter que les eaux de Schinznach sont aussi favorables, sinon plus, aux affections chroniques de la poitrine que les sources les plus renommées sous ce rapport. Les conditions climatologiques sont aussi bonnes qu'à d'autres stations ; l'altitude n'est guère que de 350 mètres (quoique l'on dise dans le *Dictionnaire des eaux minérales* qu'elle est de 1100 mètres) ; l'air y est pur ; l'aménagement des bains est un des plus remarquables de l'Europe ; il ne manque donc rien à cette station de ce que l'on pourrait trouver autre part, et la minéralisation de l'eau est plus riche que celle de beaucoup d'autres stations rivales.

Il est vrai qu'aux Eaux-Bonnes on traite une maladie chronique du poumon, rarement admise jusqu'ici à Schinznach, nous voulons parler de la phthisie. Pour qui connaît la marche fatale de cette maladie et la difficulté de lui opposer un traitement même palliatif, cette exclusion de la maladie à Schinznach paraît rationnelle, tant du moins que l'on ne s'est servi à cette station que des moyens hydrothérapiques ordinaires. En effet, le tubercule déposé dans le poumon est entouré de tissu enflammé ou du moins prêt à s'enflammer à la moindre excitation, et les eaux de Schinznach, appliquées à la façon ordinaire, pourraient devenir dangereuses dans la grande majorité des cas, en imprimant à la marche de la maladie une impulsion plus rapide. Actuellement ce danger n'est plus à craindre, au moins dans les cas où il n'y a point d'inflammation actuelle. L'eau n'est plus appliquée en bains et rarement en boisson ; on l'administre à l'état pulvérisé. La quantité d'eau absorbée ainsi par l'économie est trop faible pour produire un effet général, et cependant tous les principes minéralisateurs peuvent agir immédiatement sur les tissus malades. Ce nouveau mode d'administration permet d'espérer que les eaux de Schinznach pourront être employées avec succès contre cette redoutable affection, non pas comme moyen curatif exclusif, mais comme méthode palliative destinée à enrayer les symptômes les plus graves, tels que toux, oppression etc.

Avant de quitter le chapitre des maladies des poumons et du larynx, nous devons encore nous arrêter quelques instants sur une affection de ce dernier organe, affection très-souvent méconnue et qui peut devenir grave; nous voulons parler de la pharyngo-laryngite granuleuse. Cette maladie est constituée par une inflammation catarrhale de la muqueuse pharyngienne, des amygdales, des piliers du voile et de la luette. Il se forme dans l'arrière-gorge et dans le larynx des hypertrophies des follicules muqueux, qui apparaissent sous forme de petites élévations verruqueuses; la voix devient enrouée et la phonation fatigante. Cette affection est longue et tenace, car bientôt à l'inflammation catarrhale superficielle succèdent des lésions du tissu cellulaire sous-muqueux, tels que l'œdème, des varicosités vasculaires, l'allongement de la luette. Tous ces phénomènes sont accompagnés de sécheresse à la gorge, d'une sensation de brûlure ou d'un corps étranger dans cette région; la réspiration est gênée et souvent la déglutition aussi; une toux sèche et fatigante, de l'anxiété, accompagnent souvent les symptômes cités précédemment.

Cette affection guérit très-difficilement, même après des cautérisations répétées au nitrate d'argent; il reste souvent des granulations ou même une surface mamelonnée, qui résiste à la médication la plus énergique.

D'après les résultats obtenus dans d'autres stations thermales, il est permis d'espérer que les eaux de Schinznach se montreront efficaces dans le traitement

de cette maladie. L'inhalation dès gaz libres de la
source, ou mieux encore celle de l'eau pulvérisée,
est indiquée dans ces cas, pour mettre les surfaces
malades en contact direct avec le remède.

IV. Maladies de l'appareil digestif.

Une foule de maladies de l'estomac, telles que dyspepsie, pyrosis etc., se trouvent bien de l'emploi des
eaux de Schinznach ; c'est toujours à la vertu stimulante et reconstituante de ces eaux qu'il faut avoir
recours pour expliquer les effets produits.

Dans les obstructions du foie et de la veine-porte ,
dans la pléthore abdominale, les hémorrhoïdes etc.,
pourvu qu'il n'y ait point de lésions organiques, cette
source est indiquée : elle agit en activant la circulation et surtout en favorisant l'échange des matériaux et
la nutrition interstitielle.

La *migraine*, quoique comptée parmi les maladies
nerveuses, est souvent sous la dépendance d'une lésion fonctionnelle de l'estomac ; elle disparaît donc
souvent lorsque les eaux de Schinznach parviennent à
guérir la lésion primitive.

V. Chlorose, anhémie, troubles de la menstruation.

Ces maladies si fréquentes de la femme, surtout à
l'époque de la puberté, peuvent dépendre dè causes
diverses. Si la chlorose se présente-d'emblée, si l'an-

hémie est produite par des hémorrhagies répétées sans lésions organiques, si les troubles de la menstruation ne sont que le résultat d'une faiblesse ou d'une torpeur utérine, les eaux de Schinznach peuvent les guérir, quoiqu'elles ne contiennent pas de fer. Ces eaux agissent en réveillant les fonctions digestives, en activant la circulation et l'échange des matériaux organiques ; l'appétit se relève, la nutrition s'accomplit mieux, et la faiblesse des organes diminue.

Toutefois les médecins de Schinznach associent fréquemment à la cure balnéatoire l'eau ferrugineuse de *Saint-Moritz* en boisson, pour augmenter la rapidité de la guérison.

Les troubles de la menstruation, accompagnés souvent de crampes hystériques, sont fréquemment sous la dépendance de la chlorose ou d'autres maladies de langueur. L'eau de Schinznach, en dissipant ces dernières, guérit en même temps leurs symptômes fonctionnels.

Dans quelques-uns de ces cas et dans la leucorrhée qui dépend d'un tempérament lymphatique ou scrofuleux, on administre souvent, outre les bains généraux et l'eau en boisson, on administre, dis-je, des douches vaginales, lorsque du moins certaines considérations personnelles n'en défendent point l'usage. Ces douches produisent un effet très-rapide, lorsqu'on peut les employer, mais le médecin doit avoir toujours pour objet l'amélioration générale de la constitution.

VI. Convalescences lentes.

Nous avons déjà vu au chapitre des effets physiologiques de l'eau de Schinznach, que cette eau est éminemment réconfortante. De nombreux exemples ont prouvé qu'elle abrége singulièrement la convalescence après les maladies graves, tels que typhus, choléra etc. Les conditions climatériques et hygiéniques de Schinznach y sont sans doute pour quelque chose, mais il n'en est pas moins vrai que la stimulation produite par les eaux a la plus grande part dans la rapidité avec laquelle disparaît la faiblesse générale pour faire place aux forces et à la santé.

VII. Cachexie mercurielle, plombique et arsénieuse.

On a souvent employé, avec les meilleurs résultats, l'eau de Schinznach dans les empoisonnements chroniques par le mércure, le plomb et l'arsenic. Mais est-il possible d'admettre que ce soit le gaz sulfhydrique qui, en se combinant avec les métaux, en détermine la rapide expulsion? Il est difficile de le croire, puisque les sulfures de ces métaux sont insolubles, et se trouveraient ainsi dans un état peu favorable à leur élimination. N'est-il pas plus probable que c'est à l'action stimulante des eaux sur les organes sécrétoires qu'est due cette expulsion? Quoi qu'il en soit, le fait est hors de doute, et l'élimination de ces métaux a lieu quelquefois rapidement. Mais lorsque la cachexie date de longtemps, que les centres nerveux sont fortement attaqués, le résultat n'est presque jamais favorable ; il l'est, au contraire, presque toujours, lorsque l'intoxication est de date récente, que les phénomènes se bornent à une salivation peu intense, à des bégaiements et autres symptômes relativement légers.

VIII. Scrofule.

La scrofule est une maladie de l'enfance et de l'adolescence caractérisée par une série d'affections locales le plus souvent chroniques et ayant une tendance marquée à la suppuration ou à l'ulcération. C'est ordinairement depuis l'âge de cinq ans jusqu'à celui de vingt que ces affections locales apparaissent. Elles peuvent se présenter à la peau, sous forme d'exanthèmes à hypersécrétion de lymphe, ou sous forme d'une affection terrible et tenace, le *lupus*.

Lorsque la manifestation locale se montre surtout dans le tissu cellulaire sous-cutané, il s'y forme habituellement des abcès, des ulcérations torpides et souvent de nombreuses fistules. Les yeux et les oreilles sont aussi souvent le siége d'affections de ce genre qui se présentent, soit comme ophthalmie scrofuleuse, soit sous forme d'une otorrhée plus ou moins profonde et tenace. Les membranes muqueuses sont fréquemment atteintes d'hypersécrétion muqueuse. Les articulations se prennent souvent, et l'inflammation chronique qui s'en empare se termine par des abcès et des ulcérations profondes et dangereuses; et si les parties molles au voisinage des articulations se détruisent, il peut en résulter des luxations spontanées.

Enfin la scrofule a surtout de la tendance à attaquer les os et leurs annexes. La maladie se déclare alors sous forme de périostite ou d'ostéite. La périostite se termine par suppuration, décollement du périoste, nécrose ou carie de l'os, ou bien par la formation de nouvelles couches osseuses entre le périoste et l'os primitif. Enfin la scrofule peut se manifester comme maladie du système. lymphatique et de ses glandes, et c'est sous cette forme qu'elle est le plus connue du public.

On voit par cette rapide énumération des diverses localisations de la maladie scrofuleuse que le traitement doit varier suivant les cas et suivant les manifestations locales; mais l'indication générale est toujours de modifier profondément la constitution du sujet, cause prédisposante des localisations.

Il s'agit donc avant tout d'entourer le malade de tous les soins d'une hygiène bien entendue: alimentation régulière et principalement animale, logement confortable, exercices corporels ou promenades dans un air pur etc. Toutes ces choses indispensables au traitement de la scrofule se trouvent à Schinznach.

Quant au traitement médical, tout le monde sait que l'iode produit les meilleurs effets dans les formes atoniques, dans les affections articulaires ou os-

seuses etc. qui accompagnent la scrofule. Depuis longtemps déjà MM. les docteurs *Amsler* et *Hemmann*
traitent les affections scrofuleuses qui se présentent à
Schinznach au moyen de l'usage interne de l'eau iodurée de Wildegg qui, combinée avec l'usage de l'eau
de Schinznach en application extérieure, amène fréquemment des guérisons ou des améliorations rapides.

Enfin de tout temps on a employé contre la scrofule diverses eaux minérales, surtout salines. Les eaux
de Schinznach, assez richement minéralisées en sels
de soude et de chaux, outre leur contenance d'acide
sulfhydrique, sont depuis longtemps renommées pour
le traitement des affections scrofuleuses.

Nous avons déjà dit que l'eau de Schinznach est
contre-indiquée dans les affections aiguës et fébriles;
c'est donc principalement contre les symptômes chroniques de l'affection scrofuleuse qu'elle sera employée.
Dans ces cas, administrée par exemple contre la photophobie, les taies de la cornée, la conjonctivite scrofuleuse etc., elle rend d'excellents services. L'application de l'eau est alors principalement locale.

Dans les affections des articulations et des os, l'eau
de Schinznach rend habituellement d'excellents services, non qu'il en résulte toujours une guérison parfaite et à l'abri de rechute, mais la vertu tonique et
reconfortante de l'eau améliore le plus souvent l'état
général des malades. C'est surtout dans les cas de carie ou de nécrose des os, alors que la suppuration est
de mauvaise nature, les bourgeons charnus blafards,

et que les séquestres formés sont difficilement expulsés, que des injections d'eau minérale sont indiquées. Sous l'influence vivifiante de ces injections, les bourgeons charnus reprennent de la tonicité et végètent rapidement, la suppuration s'améliore et le séquestre se détache plus facilement et peut être expulsé ou extrait au bout de peu de temps. Ces effets remarquables de l'eau de Schinznach sont tellement connus en Suisse que tous les gouvernements de ce pays envoient chaque année une grande quantité de pauvres à l'hôpital de cette localité, et presque tous y trouvent soit la guérison, soit une amélioration de leurs maladies. Le même effet se produit dans les affections des os qui ne sont pas de nature scrofuleuse, mais qui ont déterminé un délabrement profond de l'économie. L'action des eaux étant la même dans ces cas, nous ne nous arrêterons point à les décrire plus spécialement.

IX. Rachitisme et Ostéomalacie.

Dans ces deux maladies les os se ramollissent et subissent des déformations quelquefois considérables par l'action musculaire. Il n'est point dans notre but de rechercher les différences de ces deux maladies; faisons toutefois remarquer que le rachitisme s'observe assez fréquemment chez les enfants; tandis que l'ostéomalacie est une affection assez rare et n'atteint que les adultes. Nous ne pouvons guère apprécier l'action que l'eau de Schinznach pourrait avoir sur l'ostéomalacie;

quant à celle qu'elle exerce sur le rachitisme, elle est incontestable; non pas que cette eau puisse rendre aux os déformés leur forme primitive, mais elle reconforte la constitution des petits malades et elle empêche ainsi souvent des altérations ultérieures. La cure de ces maladies est le plus souvent basée à Schinznach sur l'emploi simultané d'eau de Wildegg ou d'une eau ferrugineuse en boisson, et de l'eau de Schinznach en bains et fomentations.

X. Rhumatisme chronique et Goutte.

Le traitement de la goutte par les eaux minérales ne peut être, selon nous, curatif, quelque idée que l'on se fasse de la maladie; mais l'action des eaux minérales apporte souvent une amélioration dans la constitution du malade, et éloigne ainsi ou atténue les accès du mal. Ce n'est donc, à vrai dire, qu'un traitement palliatif.

Schinznach, comme beaucoup d'autres sources, produit cette amélioration dans la marche de la maladie. Ce n'est point un effet de sa composition chimique, puisque d'autres sources, d'une composition toute différente, amènent les mêmes résultats. C'est surtout à la thermalité des bains, aux soins hygiéniques qui entourent le malade qu'il faut attribuer l'amélioration sensible que produit ce traitement. Il va sans dire que l'on ne doit employer les eaux de

Schinznach que dans l'intervalle des accès, et surtout
s'abstenir de douches sur les articulations autrefois
atteintes, si l'on ne veut point voir apparaître des
symptômes aigus.

Quant au traitement du rhumatisme chronique, on
peut lui appliquer en partie ce que nous venons de
dire de celui de la goutte. Ce n'est point à la minéralisation seule de l'eau qu'il faut attribuer la guérison
de la maladie, mais à la thermalité et surtout à l'in-
tervention d'agents hydrothérapiques suffisants. Il ne
faut point toutefois exagérer le rôle de la thermalité :
les eaux douces élevées à la même température ne
produisent point l'effet des eaux minérales; c'est que
celles-ci, en dehors de leur chaleur particulière,
exercent presque toujours un effet tonique.

Au reste, dans le traitement du rhumatisme par les
eaux minérales on a le plus souvent recours à des
méthodes d'administration spéciales, surtout aux
douches. Mais la plupart du temps, le rhumatisme est
encore compliqué d'autres maladies. Le tempérament
lymphatique y prédispose; chez certains rhumatisants
on voit surgir différentes affections fonctionnelles de
l'appareil digestif, des névropathies, des entéral-
gies etc. Dans ces cas, le traitement externe et local
ne pourra suffire, et il faudra employer une médication générale énergique qui s'adresse plus particulièrement aux complications. On a déjà vu plus haut que
les affections gastriques sont promptement modifiées
par l'usage interne des eaux de Schinznach ; il en est

de même dans les cas où ces accidents compliquent la maladie rhumatismale.

C'est surtout dans les rhumatismes localisés près des articulations, que les douches de Schinznach produisent un effet rapide et sûr.

XI. Syphilis.

On a quelquefois attribué aux eaux sulfureuses en général, et à celle de Schinznach en particulier, une action curative sur les phénomènes constitutionnels de la syphilis. Cette action n'est rien moins que prouvée ; mais l'eau de Schinznach paraît avoir un autre effet dans les cas de syphilis masquée. On sait que souvent, après l'emploi de préparations mercurielles, les symptômes patents de syphilis disparaissent sans que le virus syphilitique ait lui-même disparu. La maladie reste alors larvée, pour reparaître avec tout son cortége de symptômes au bout d'un temps plus ou moins long, et le malade qui se croyait guéri radicalement, est de nouveau obligé de recourir à un traitement antisyphilique.

Les eaux de Schinznach, en débarrassant promptement le corps du mercure qui empêchait la syphilis de reparaître, démasquent ainsi cette affection larvée, et permettent de recourir à un traitement nouveau et plus efficace.

Les eaux de Schinznach sont encore administrées

avec succès dans une foule de malaises nerveux et de faiblesses organiques locales. C'est ainsi qu'on les ordonne dans la faiblesse musculaire générale, ou dans ces faiblesses et atonies partielles qui suivent les lésions traumatiques. On a généralement recours dans ces cas à des douches graduées.

Quelques maladies chirurgicales, telles que plaies, esquilles ou fractures produites par les armes à feu, corps étrangers dans les muscles etc., sont aussi traitées avec succès à Schinznach. Ce sont surtout les corps étrangers qui sont rapidement éliminés par des injections d'eau minérale ; nous avons déjà expliqué le mode de cette expulsion, lorsque, à l'article des maladies des os, nous avons parlé de l'élimination des séquestres.

L'eau de Schinznach est encore employée fréquemment dans des cas de névroses ou de névralgies, qui dépendent soit d'affections de l'estomac, soit d'une perturbation dans les fonctions de la peau, par exemple dans les suppressions de transpiration. La migraine naît souvent à la suite de causes pareilles. La gastralgie leur doit aussi très-fréquemment son origine. Ces affections cèdent le plus souvent à l'administration des bains de Schinznach, surtout si, en même temps, on prolonge la balnéation de manière à produire promptement la *poussée*. Dans ces cas et dans quelques affections chroniques de la peau que l'on peut raviver et ramener à un état subaigu, la *poussée* est quelquefois nécessaire ; dans la plupart des autres maladies, elle est, comme nous l'avons déjà dit, sinon nuisible, du moins la plupart du temps inutile.

CHAPITRE V.

Mode d'administration de l'eau de Schinznach.

L'eau de Schinznach s'administre à l'intérieur et à l'extérieur, en bains, en douches et en fomentations.

A l'intérieur. On boit généralement l'eau de Schinznach de cinq à sept heures du matin ; on doit la boire autant que possible au griffon, avant que l'évaporation des gaz ait eu lieu. Cette eau se prend ordinairement sans répugnance; la dose est de un à deux verres ; on va quelquefois progressivement jusqu'à six ou sept verres, mais il est essentiel de mettre au moins un quart d'heure d'intervalle entre chaque verre. Les personnes trop faibles pour boire l'eau au griffon, la boiront dans leur lit ou dans le bain. Dans le premier cas, la bouteille doit être bien bouchée, afin d'éviter la perte du gaz.

Bains. On doit prendre les bains le matin à jeûn, après avoir bu l'eau, ou le soir avant le souper, c'est-à-dire entre cinq et huit heures et lorsque la digestion du dîner est complète. Les bains doivent avoir de 30 à 32 degrés centigr. Pris à une température plus élevée, ils provoquent souvent une trop grande excitation.

Malgré tout le respect que nous avons pour nos devanciers, qui sont parvenus à force d'observations à poser les indications spéciales du plus grand nombre des eaux minérales, nous n'hésitons pas à conseiller de renoncer à certaines coutumes qui ne sont basées que sur une routine plus ou moins aveugle ; la routine n'étant pas l'observation raisonnée, il est temps de déraciner ces préjugés. Ainsi jusqu'à présent on se baignait souvent deux fois par jour à Schinznach ; on commençait par un bain de quinze à trente minutes, et on finissait par prendre un bain de deux heures le matin et deux heures le soir, et même, lorsqu'on voulait obtenir une poussée plus intense, on prolongeait la durée du bain du matin pendant trois heures.

Cette méthode, à notre avis, ne repose que sur de vieilles habitudes dénuées de fondement, et peut avoir de graves inconvénients ; le but du bain, dans la plupart des cas qu'on traite à Schinznach, est de ramollir l'épiderme, de modifier les surfaces malades, et enfin de produire l'absorption des principes minéralisateurs contenus dans l'eau. Eh bien ! nous le demandons : après un bain d'une heure, l'épiderme n'est-il pas suffisamment ramolli ? L'absorption n'a-t-elle pas eu lieu dans ces circonstances, autant que si le bain avait été plus prolongé ? Sans doute ; or nous croyons que les bains qui ont une durée trop longue, finissent par énerver le malade par la soustraction du calorique qui en est la conséquence, par les sécrétions plus grandes qui en sont le résultat, et enfin par le relâchement ou l'inflammation trop intense des tissus, par une poussée trop active. Nous croyons donc que les bains devraient être moins longs et moins fréquents à Schinznach, et que cette eau devrait être prise plus fréquemment en boisson, même dans les maladies de la peau qui réclament l'emploi plus fréquent des bains.

Pendant l'époque des règles, les femmes s'abstiennent de bains pendant deux ou trois jours ; mais s'il y a dysménorrhée, les bains sont au contraire indiqués.

Douches. Ainsi que nous l'avons dit plus haut, l'administration de Schinznach n'a reculé devant aucun sacrifice pour mettre cet établissement à la hauteur qu'il mérite. Les appareils de douches sont installés d'après les derniers perfectionnements ; celles-ci s'administrent ordinairement dans les cas suivants :

Gonflements atoniques ; rhumatismes fixes ; débilité et atonie locales ; dartres localisées et tenaces ; contractures et raideur des articulations ; névroses locales.

Inhalation et pulvérisation. Les inhalations et la pulvérisation se prescrivent dans les catarrhes bronchiques, l'asthme, la laryngite granuleuse, la phthisie torpide, lorsqu'il n'y a pas d'état fébrile ; la quantité notable d'acide carbonique, qui est inspiré avec le gaz hydrogène sulfuré, est une heureuse condition dans ces affections, en ce sens que l'air est moins oxygéné, et l'on sait que l'oxygène a été considéré comme un des éléments pathogéniques de la phthisie.

Usage externe. D'après notre honorable confrère M. le docteur Amsler, l'usage externe de l'eau de Schinznach est presque aussi important que l'usage interne. Ainsi depuis longtemps on emploie avec succès, dans les cas d'eczéma, des compresses imbibées d'eau minérale ; elles ne font pas seulement disparaître les démangeaisons insupportables qui accompagnent cette maladie si rebelle, mais elles modifient le tissu cutané, arrêtent la sécrétion et l'exsudation du derme, et amènent souvent une guérison radicale. Beaucoup de malades emploient ce mode d'administration concurremment avec les bains, et laissent ces compresses appliquées jour et nuit sur les parties malades.

Nous recommandons aux malades atteints d'eczéma, et qui se sont bien trouvés de ce mode d'application, de le continuer à la maison ; si ce moyen n'est pas toujours curatif, il empêchera en tout cas la maladie de faire des progrès, et elle pourra être maintenue dans cet état d'amélioration jusqu'à la nouvelle saison des bains.

On applique aussi ces compresses sur les ulcères variqueux, sur les plaies fistuleuses provenant de nécroses ou de caries, on fait même des injections avec l'eau minérale dans les trajets fistuleux ; de cette manière la sécrétion du pus se trouve bientôt favorablement modifiée. On emploie également l'eau de Schinznach en injections dans les oreilles, dans les cas d'otorrhées purulentes.

Quatrième partie.

CHAPITRE PREMIER.

Établissement. — Bains-Douches.

L'établissement des bains se compose d'un vaste bâtiment en demi-cercle qui se raccorde avec une autre construction rectiligne se dirigeant directement du sud au nord : c'est le nouvel établissement achevé en 1827, qui contient les bains et de vastes et somptueux appartements pour les malades. Ces deux bâtiments sont reliés par un corridor sous lequel on passe pour entrer dans la nouvelle cour, qui affecte la forme demi-circulaire du bâtiment dont elle est entourée ; au milieu de cette cour s'épanouissent des corbeilles de fleurs et d'arbustes, qui forment un jardin anglais et donnent à l'ensemble un air coquet et élégant. On y remarque un monument sur lequel se trouvent inscrits les dons faits aux pauvres par les baigneurs.

Les cabinets de bain du nouvel établissement (bâtiment demi-circulaire) sont voûtés, très-éclairés et confortablement aménagés. Les baignoires sont enfoncées dans le sol et garnies de briques de faïence ; ce sont de vraies piscines, car on pourrait facilement s'y baigner à deux ou trois personnes. Outre ces baignoires en porcelaine, on a fait établir cette année une série de baignoires en fonte émaillées, sortant, comme les autres appareils, des ateliers de MM. Bouillon, Müller et Cie.

L'on a en outre établi quelques baignoires en marbre. L'établissement possède 102 cabinets de bains et 200 baignoires.

Des robinets distribuent l'eau chaude naturelle ou l'eau chauffée artificiellement; elle est amenée dans les cabinets de bain à l'aide d'une machine hydraulique mue par l'Aar. Ce système fait en même temps mouvoir un appareil qui renouvelle l'air des cabinets lorsqu'il est trop chargé d'hydrogène sulfuré, et fait en même temps l'office de calorifère, en amenant de l'air chaud dans les cabinets, les corridors et les chambres. Nous croyons qu'il est bon de laisser quelques cabinets de bains saturés de gaz sulfuré, pour les cas où on aurait affaire à des maladies de poitrine.

Inhalations. A Schinznach il n'y aurait pas, à la rigueur, besoin de salles d'inhalation, car le gaz hydrogène sulfuré est répandu en telle abondance dans les corridors des bains neufs, que les malades n'ont qu'à s'y promener pour respirer une quantité notable de ce gaz ; il en est de même dans les bains, d'où il se dégage lentement et avec abondance. Dans ce milieu, les malades le respirent, pour ainsi dire, à l'état natif, car en s'échappant de l'eau des baignoires il est aspiré immédiatement avant qu'il ait eu le temps d'être modifié par l'oxygène de l'air.

Disons aussi que, grâce à un appareil aussi simple qu'ingénieux, le directeur de l'établissement est parvenu à empêcher ou à retarder à volonté la décomposition de l'eau, qui reste limpide aussi longtemps qu'on le désire, et qui conserve de cette manière tous ses principes dissous par l'hydrogène sulfuré et l'acide carbonique qu'elle contient.

Ce point est très-important, car il peut se trouver des cas où il peut ne pas convenir de laisser opérer un trop grand dégagement de gaz. Ainsi, en résumé, l'inhalation se fait spontanément sans appareils dans toutes les parties inférieures des bains. Mais pour mettre son établissement au niveau des progrès de la thérapeutique respiratoire, la direction a fait établir des salles de pulvérisation avec les appareils les plus perfectionnés ; ces appareils sortent, c'est assez dire, des ateliers de MM. Bouillon et Müller, de Paris. Avec l'inhalation simple, les malades ne respiraient que les gaz ; avec la pulvérisation perfectionnée ils respirent, en outre, tous les principes minéralisateurs de la source, divisés à l'infini en poussière ténue, qui pénètre de cette manière dans le larynx, la trachée-artère et même jusque dans les bronches. Les nombreuses expériences que l'on a faites de cette méthode, introduite dans la thérapeutique des maladies des voies respiratoires par notre honorable ami et confrère le docteur Sales-Girons, ne laissent aucun doute sur l'efficacité de ce moyen. Cela résulte clairement des nombreuses et fructueuses discussions qui ont eu lieu récemment à la Société d'hydrologie et à l'Académie de médecine.

Le bâtiment qui se dirige droit du sud au nord, se compose de trois parties : l'aile du sud, l'aile du nord, dont la première a été construite en 1696, la seconde en 1701, et de la partie centrale, qui a à peu près 100 pieds de longueur, et qui n'a été construite qu'en 1811. A l'est, cette partie centrale est soutenue par des colonnes qui forment une magnifique galerie tout le long de l'édifice, et dont les malades se servent comme lieu de promenade par le mauvais temps. On arrive de la cour à cette galerie par une magnifique varanda qui vient d'être construite, et par une salle d'attente qui précède la galerie. Sous cette galerie se trouve un salon de jeux où les baigneurs se réfugient pendant le mauvais temps; il est meublé de toutes sortes de jeux pour les grands et petits enfants, jeux de tonneaux, billards anglais, chinois, toupie hollandaise etc. C'est aussi dans ce bâtiment central, et en grande partie immédiatement au-dessous de cette halle, que se trouve la grande salle à manger, flanquée aux côtés sud et nord de deux salles plus petites, dont l'une sert de salle de danse et de concert. Le reste est transformé en chambres ou occupé par le logement des propriétaires de l'établissement et par différents services.

Au côté nord de ce groupe de bâtiments il y a de magnifiques écuries et étables, tandis qu'à l'ouest, vers l'Aar, et à une assez grande distance du nouvel établissement, on trouve un autre ensemble de constructions qui renferment le moulin, l'hôpital pour les pauvres, et ce qu'on appelle le *vieux bain*.

Immédiatement à l'est du *Kursaal* s'élève le Wülpelsberg, au sommet duquel est situé le vieux château originaire des comtes de Habsbourg, et au bord duquel passent la grande route et le chemin de fer. Au côté nord-est et jusqu'aux bords de l'Aar, au nord vers Brugg, ainsi que sur les flancs de Wülpelsberg, s'étend une charmante forêt coupée par le chemin de fer et sillonnée par de nombreux sentiers qui offrent aux baigneurs de charmantes promenades. Au côté sud, les bâtiments principaux sont bordés de jardins ornés de fleurs et de jardins potagers; plus loin on a la perspective de magnifiques prairies, et le long de l'Aar s'étend une superbe promenade bordée de peupliers, retraite charmante pour les baigneurs pendant les chaudes journées d'été.

L'arrangement intérieur de l'établissement présente tout le confortable qu'on peut désirer dans un établissement de premier ordre. Les chambres sont en général très-vastes. Les plus belles se trouvent dans le bâtiment en demi-lune et principalement dans l'aile extérieure. Elles sont toutes tapissées et meublées avec goût, et ce qui vaut mieux que le luxe, c'est la vue magnifique dont on jouit de ces appartements. On peut séjourner des heures entières près des fenêtres qui regardent le nord-ouest, sans se rassasier de la contemplation des beaux groupes d'arbres qui s'étendent entre les bâtiments et l'Aar. Les fenêtres qui s'ouvrent sur le sud présentent des coups d'œil encore plus riches. Trois des salles de la Maison de conversation sont particulièrement destinées à l'amusement

des malades. Elles forment un fer à cheval. La première est la salle de conversation pour les dames ;
elle est meublée d'un piano. De cette salle des dames
on pénètre dans une grande salle très-élégante, qui
renferme deux billards ; de celle-ci on arrive dans le
salon de lecture pour les hommes. Outre ces salons
et la grande salle à manger dont nous avons déjà parlé,
il y a encore de petits salons ; l'un sert de salle à
manger pour les personnes qui se nourrissent à la seconde table d'hôte ; un autre sert de restaurant à la
carte pour les personnes qui veulent manger à part.
L'établissement contient en tout 450 lits de premier et
de second ordre.

Les appartements sont tous élégamment décorés,
vastes, spacieux, avec des croisées bien ouvertes qui
donnent largement passage à l'air et à la lumière : les
médecins savent combien ces deux éléments sont utiles
à la guérison des maladies. Nous n'insisterons pas davantage sur ces détails.

Le service est fait avec soin et prévenances, et surtout avec une grande affabilité ; ce n'est pas peu de chose
quand on est malade, loin de chez soi et de ses habitudes, de trouver des visages riants et des personnes qui
prennent part à vos maux ; car, ainsi que nous l'avons
dit, il n'y a guère à Schinznach que de vrais malades ;
il est vrai que d'après l'animation qui y règne, les
distractions qu'on y trouve, la société qu'on y rencontre, on se croirait plutôt dans une vaste villa que
dans un bain.

La direction actuelle vient encore de faire de nombreux embellissements: citons d'abord cette belle galerie qui se trouve au-dessous des appartements du grand bâtiment rectiligne; les nombreux courants d'air qui y régnaient viennent d'être interceptés par différents aménagements, de sorte que pendant les journées pluvieuses les malades pourront s'y promener à l'abri du vent. Le soir même cette promenade pourra être fréquentée par les baigneurs, grâce au système d'éclairage que la direction vient d'y faire établir.

Ajoutons à toutes ces innovations la salle de billard etc.

CHAPITRE II.

Acessoires du traitement.

Les accessoires du traitement sont nombreux à Schinznach: les médecins de ces bains ont compris quels avantages on peut retirer d'une médication mixte, soit par l'emploi du petit lait, soit par l'emploi simultané des autres eaux minérales avec celle de Schinznach en même temps que les malades prennent des bains. Cette méthode, qui existe dans presque tous les établissements de bains d'Allemagne, n'est pas encore suffisamment répandue en France; ainsi nous pourrions citer des stations célèbres où les médecins défendent de boire d'autre eau que celle de la naïade de l'endroit; il faut avouer qu'en France nous sommes peu éclectiques sous ce rapport, et que nous sommes généralement peu disposés à imiter ce qu'il y a de bien

dans d'autres pays ; est-ce apathie, est-ce présomp-
tion? Nous l'ignorons ; il n'en est pas moins vrai qu'en
fait d'hydrologie il y a de bonnes choses à prendre en
Allemagne et en Suisse, et si nous avions commencé
plus tôt à suivre ce système, nous ne serions pas tant
en arrière de nos voisins d'outre-Rhin. Ainsi par
exemple, quelle contradiction y a-t-il à donner, dans
les cas de chlorose torpide qu'on rencontre à Schinznach, de l'eau ferrugineuse? Il me semble, au contraire, que cette manière d'agir est très-rationnelle,
car avec la médication reconstituante qui doit attaquer
la diathèse scrofuleuse, vous donnez en outre le fer,
médicament spécial contre la chlorose et qui doit rapidement seconder l'action de l'eau sulfureuse; nous
pourrions, en passant chaque groupe de maladie en
revue, citer des exemples analogues.

Bref, les médecins de Schinznach emploient largement ce traitement mixte, et ils s'en trouvent très-
bien; un des auxiliaires les plus puissants qu'on emploie à Schinznach, c'est l'eau de Wildegg administrée
en boisson pendant qu'on prend les bains; les résultats inespérés qu'on obtient de cette eau au bain de
Schinznach, ainsi que ceux que nous obtenons depuis
plus de vingt ans de son emploi dans les cas nombreux
où elle est indiquée, nous engagent à donner à la fin
de ce travail quelques détails sur cette eau et à énumérer les cas dans lesquels elle est plus spécialement
indiquée.

Nous compterons aussi parmi les auxiliaires les plus

importants de la cure, l'altitude modérée de Schinznach, l'air pur et vivifiant des montagnes et des forêts qui l'environnent et l'abritent des vents du nord, enfin la vue de cette belle nature qui inspire le calme et la paix de l'âme, première condition pour le succès d'un traitement aux eaux.

Pour les enfants, signalons aussi une gymnastique raisonnée; pour les convalescents et les valétudinaires, des promenades sur des pentes graduées dans l'établissement même. Ces moyens accessoires ne sont pas indifférents, à Schinznach surtout, où l'on a souvent à traiter des maladies du système osseux : tous ces exercices développent l'organisme, rétablissent l'équilibre du système osseux, augmentent l'hématose et fortifient ainsi toute la constitution.

Pour répondre à toutes les indications, surtout à celles qui concernent le traitement des maladies de poitrine, la direction de Schinznach fait fabriquer tous les jours du petit lait de chèvres et de vaches; de cette manière les malades qui ne se baignent pas et qui viendront à Schinznach pour des affections de poitrine, pourront faire la cure du petit lait d'une manière aussi complète que dans les établissements spéciaux, et pourront en outre combiner ce traitement avec les inhalations et la pulvérisation sulfureuses, avantage que ne peuvent présenter les autres établissements spéciaux, qui n'offrent aux malades que leur petit lait et des eaux sulfureuses transportées.

La température de Schinznach, ainsi que nous l'avons déjà dit, se prête parfaitement au traitement de ces affections.

Nous compterons aussi parmi les accessoires de Schinznach les bains de bourgeons et d'extrait de sapins, si utiles dans les rhumatismes musculaires et dans les cas de débilité, surtout chez les enfants délicats et chez les personnes lymphatiques.

On prépare aussi à Schinznach, avec les bourgeons de sapins et l'eau de la source, une eau balsamique sulfureuse dont l'utilité et les indications ressortent autant des principes minéralisateurs de la source que des principes contenus dans les bourgeons de sapins.

CHAPITRE III.

Environs de Schinznach.

Il est peu de contrées en Suisse qui offrent au touriste autant d'excursions variées et faciles que les environs de Schinznach. Les pentes des montagnes qui forment cette vallée sont douces et généralement couvertes d'une végétation magnifique; sur chaque cime on remarque quelque ruine ou quelque château moderne, qui sont des buts d'excursion pour les baigneurs.

Nous ne nous arrêterons pas à décrire successivement tous les environs curieux à visiter, nous indiquerons sommairement les localités intéressantes pour le touriste et le baigneur : les personnes qui voudront visiter cette intéressante contrée au point de vue archéologique, géologique et historique, consulteront avec fruit les ouvrages spéciaux, et trouveront une mine féconde à exploiter, car le canton d'Argovie a été depuis bien des siècles le théâtre d'événements les plus intéressants. C'est l'histoire en main qu'il faut visiter minutieusement les moindres hameaux de cette terre classique.

Cependant nous ne pouvons résister au désir de faire connaître aux baigneurs deux des principaux monuments historiques qui se trouvent aux environs de Schinznach, nous voulons parler d'abord du château de Habsbourg et de la royale abbaye de Kœnigsfelden; nous ne ferons que mentionner les autres excursions.

Habsbourg.

Le château de Habsbourg est bâti sur un piton du Jura, on y monte par un chemin charmant au milieu d'une superbe forêt; cette excursion est une des plus agréables, il faut une demi-heure pour la faire; les piétons peuvent prendre un petit sentier et y arriver en moins de temps. Pour décrire la vue dont on jouit de cette hauteur, nous laissons parler M. le docteur Harless, conseiller médical:

« D'ici la vue est vraiment d'une étendue et d'une magnificence saisissantes; on en trouve peu de pareilles en Suisse, dans les régions jurassiennes, et aucune de celles qu'on admire dans les montagnes des bains de l'Allemagne ou de la Bohème ne la surpasse, pas même la vue du Schlossberg près de Tœplitz, ou celle du Plateau (Platte, maison de chasse) près de

Wiesbaden. Du haut des créneaux de Habsbourg on découvre à ses pieds les fertiles campagnes de la vallée de l'Aar, Brugg, Windisch ; au nord s'étendent les montagnes du Frickthal, la lisière bleuâtre des montagnes de la Forêt-Noire et, dans la plaine qui les sépare, les longs replis du Rhin ; l'œil plane sur les brillants sillons de la Reuss au sud, de la fougueuse Limmat à l'ouest, et de l'Aar, dont les rives exposées au Levant sont tapissées de vignes ; ces trois rivières vont se rapprochant toujours davantage jusqu'à ce qu'enfin, réunies en un seul lit, à une lieue et demie de Habsbourg, elles aillent, sous le nom d'*Aar*, déboucher dans le Rhin.

« De toutes parts, sur les croupes boisées des montagnes, on voit surgir d'imposantes ruines des châteaux de la féodalité, et des châteaux modernes; de toutes parts, les clochers et les toits des villages et des hameaux innombrables disséminés dans la plaine s'élèvent du milieu des prairies, des massifs d'arbres, des bouquets de bois, à travers lesquels la Reuss écumante au sud, l'Aar aux teintes plombées à l'ouest, promènent leurs nombreuses sinuosités.

« Mais ce qui surpasse tout ce qu'il est possible d'imaginer, ce qui est d'une magnificence et d'une majesté infinies, c'est lorsque, par un ciel sans nuages, aux rayons de feu d'un soleil du soir, se déploie au loin la gigantesque guirlande des hautes Alpes; elle s'étend depuis le pays de Glaris et des Grisons jusqu'aux confins du Dauphiné, embrassant dans ses contours les cantons primitifs, l'Oberland bernois, le Valais et la région méridionale du Léman ; ses cimes couvertes de neiges éternelles, ses glaciers nuancés des plus vives couleurs, et leurs sombres anfractuosités apparaissent à l'œil, dans tous leurs détails, avec autant de netteté que si l'on était sur les points les plus élevés du Weissenstein. Ce site admirable est certes un des plus précieux agréments de Schinznach ; on y découvre tous les jours de nouveaux charmes ; les hôtes des bains, au reste, ne sont pas les seuls à en éprouver la puissante influence et l'attraction irrésistible ; les voyageurs qui passent à Schinznach échappent rarement à sa séduction, et s'arrêtent volontiers quelques jours à cette fontaine de Blanduse pour y savourer les délices de la ravissante nature qui l'entoure[1]. »

Le Habsberg formant un massif isolé qui domine les régions du nord et du nord-est, les Romains y avaient construit une tour d'observation pour la sécurité de Vindonissa ; des restes de murs antiques et des monnaies romaines trouvées sur cette hauteur et dans ses environs ne laissent aucun doute sur l'existence d'un poste militaire fortifié dans cet endroit. La destruction de Vindonissa aura sans doute aussi amené celle de ce fort[2].

---

[1] Un panorama de cette vue, remarquablement bien fait, a été récemment publié à Aarau.

[2] De Haller, L'*Helvétie sous les Romains*, vol. II, p. 418.

Plus tard, tout le Wülpelsberg et plusieurs autres terres seigneuriales de l'Argovie passèrent sous la domination de. la maison d'Altenbourg d'Alsace; elle possédait en outre plusieurs fiefs impériaux, qu'O-thon retira à Gontran d'Altenbourg; celui-ci s'établit alors dans son domaine d'Eigen près de Kœnigsfelden.

Dans le partage que ses quatre fils firent entre eux de leur patrimoine, le Wülpelsberg échut à l'évêque de Bâle Werner, célèbre comme fondateur de la cathédrale de Strasbourg et du couvent de Muri en Argovie.

Pour défendre et protéger ses possessions en Argovie, Werner fit construire le château fort de Habsbourg; il confia d'abord la direction de ces travaux à son frère, et plus tard il lui donna le gouvernement de ses domaines. Lorsque l'évêque visita pour la première fois son nouveau château, dit l'histoire, il en admira les tours et les murailles, mais il se montra fort mécontent de la mesquinerie des ornements; il demanda compte de l'emploi de son argent, et son frère Radbot lui promit de le satisfaire le lendemain. Aux premiers rayons du jour, Radbot conduisit l'évêque sur les créneaux des tours, et lui montrant le château entouré d'hommes armés : « Voilà, lui dit-il, « le vrai et solide ornement auquel j'ai consacré votre « argent. »

Radbot, enrichi par l'héritage de ses trois frères et par son mariage avec Ida de Lorraine, prit le titre de comte de Habsbourg. Par des alliances avantageuses et des héritages, les comtes de Habsbourg, obscurs dans l'origine, étendirent peu à peu leurs domaines, surent faire valoir leurs avantages personnels et parvinrent à un assez haut degré de puissance. Rodolphe, le plus célèbre de sa race, naquit en 1218 dans le château de ses ancêtres, où s'écoulèrent sans doute les années de son enfance; il fit une campagne en Italie et se mit à la solde des villes de Strasbourg, Zurich et des trois Waldstætten, qu'il protégea contre les usurpations des seigneurs; dans ses rares moments de repos, Brugg était, selon toute apparence, son séjour favori. Rodolphe épousa la comtesse de Frohbourg, qui lui apporta en dot des seigneuries et des richesses. Sa valeur et sa loyauté l'élevèrent sur le trône de l'empire germanique; on comptait d'ailleurs sur son énergie pour faire cesser les désordres découlant du droit du plus fort : cet espoir ne fut pas déçu.

A partir de cette époque le château de Habsbourg s'éclipsa peu à peu, et tomba en 1415 au pouvoir des Bernois. Mais ce berceau d'une famille qui, pendant trois cents ans, a donné des empereurs à l'Allemagne, des rois à la Bohème, à la Hongrie, à l'Espagne, à la Sicile, à toute l'Europe un nombre incroyable de reines, de princesses, d'abbesses, restera toujours l'objet du respect et de la vénération de la nation allemande.

Cette race illustre s'éteignit avec Marie-Thérèse. Il est peu de familles princières en Europe qui ne fassent remonter leur origine à un petit-fils ou à une petite-fille de Rodolphe I[er][1].

Trois bâtiments attenant les uns aux autres, et deux tours, voilà tout ce qui reste du vieux château-fort; mais les débris de ses épaisses murailles, les fossés qui subsistent encore attestent que son étendue était bien plus grande autrefois. Un escalier de soixante-dix marches, encore très-praticable, conduit à l'une des tours. Les murs sont en pierres non taillées et ont 3 mètres d'épaisseur. A 23 mètres de hauteur sont les embrasures des fenêtres, ainsi que la base d'une guérite ou tourelle d'observation. Les planchers sont en bois de chêne. L'espace intérieur de la cour de ce vieux fort a de 5 à 7 mètres carrés. Le milieu du bâtiment qui communique avec la tour est couvert d'un toit et renferme quelques chambres; la chambre de Rodolphe est à côté du vestibule.[2]

[1] A la mort de Marie-Thérèse, en 1780, il n'existait en Argovie d'autre famille noble, remontant à l'époque de Rodolphe Ier, que celle des seigneurs de Hallwyl, résidant au château de Hallwyl; dans le reste de la Suisse il y a encore un grand nombre de noms contemporains de celui du comte Rodolphe: les Landenberg, à Zurich; les de Mulinen, d'Erlach, de Graffenried, de Wattenwyl, à Berne; les Im Thurn, à Schaffhouse; les d'Affry, de Montenach, à Fribourg; les Réding, à Schwitz; les Tschudi, à Glaris; les de Salis, dans les Grisons etc. *Directions pour voyager en Suisse*, par M. le docteur Ebel, vol. IV. 1810.

[2] Les ruines et leurs environs en haut relief peuvent se voir chez MM. Meyer, à Aarau.

Aujourd'hui ce château n'est habité que par un garde chargé de veiller au feu; il annonce les incendies qui viennent à éclater dans les environs, en tirant avec deux mortiers placés dans la vieille salle des chevaliers.

Le versant méridional du Habsberg porte le nom de *Wulpelsberg*; il est probable que ce nom lui vient des loups qui l'habitaient, lorsqu'une épaisse forêt, se prolongeant jusqu'aux plaines de Birr, couvrait encore ses flancs. La plaine de Birr est au nord de la montagne; c'est l'une des plus étendues de l'Argovie. Sous la domination romaine elle était traversée par une voie qui, partant de Vindonissa, longeait la montagne de Brunegg, coupait la forêt de Rohr, passait à Arau, Soleure (Solodurum), Avenches (Aventicum), et reliait ainsi Vindonissa à la Gaule et à l'Italie.

Windisch (Vindonissa).

Un peu avant de confondre leurs eaux, l'Aar et la Reuss forment un espace angulaire qui renferme Windisch, Brugg, Lindoff, Haussen et Altenbourg; c'est dans cet espace du point de jonction de ces deux rivières que se trouvait l'antique Vindonissa, jadis fameuse tant par sa grandeur et sa beauté que par son importance. Drusus, Germanicus et Tibère en avaient fait le centre du système de fortifications qu'ils opposaient aux Germains et aux Allémans; c'était leur principale place de guerre sur le Rhin supérieur et dans laquelle les légions romaines pouvaient rapidement se rallier, grâces aux voies militaires qui reliaient les Gaules et l'Italie aux camps et aux forteresses des provinces du Nord et de l'Est. Vindonissa était très-peuplée et pouvait contenir une légion de six à dix mille hommes avec ses équipages. Les nombreux débris qu'on trouve à chaque pas dans les environs de Windisch attestent encore la splendeur de l'antique Vindonissa.

Sur toutes les hauteurs des environs on remarque les restes des tours d'observation établies par les Romains; sur le Habsberg, le Brunegg, le Bœtzberg, partout on retrouve des vestiges plus ou moins bien conservés de la domination romaine.

Vindonissa servait ordinairement de garnison à la 25e légion; elle fut une fois remplacée par la 11e, surnommée l'*Impétueuse*. Vespasien fit de grands embellissements dans cette ville; il fit, en outre, construire un aqueduc en pierre qui existe encore et qui commence dans la plaine de Birr, traverse Windisch et fournit abondamment d'eau le monastère de Kœnigsfelden.

Entre Brugg et Kœnigsfelden s'élevait l'amphithéâtre; on reconnaît encore l'enfoncement où devait se trouver l'arène. Cet endroit porte le nom de *Bœrlisgrube*.

Des coupes, des patères, des vases de toutes espèces, des instruments de chirurgie trouvés dans ces lieux, attestent que les arts et l'industrie avaient acquis dans cette cité un développement considérable.

Des fouilles sérieuses n'ont pas encore été faites sur cet intéressant terrain, et nul doûte que lorsqu'on les entreprendra, elles donneront des résultats très-intéressants.

Après avoir résisté à bien des irruptions dévastatrices, et avoir soutenu bien des guerres contre les Huns et les Allémans, Vindonissa fut prise et rasée en 594 par le roi franc Childebert.

Rien ne rappelle aujourd'hui le souvenir de l'antique cité que le nom obscur du village de Windisch, situé sur un coteau baigné par les eaux transparentes de la Reuss; de ce village, près de la cure surtout, on jouit d'une vue ravissante.

Kœnigsfelden.

Nous ne pouvons nous dispenser d'entrer dans quelques détails historiques en parlant de la célèbre abbaye de Kœnigsfelden, et de rappeler les événements qui furent la cause de sa fondation.

L'empereur Albert, fils et successeur de Rodolphe de Habsbourg, gouverna l'empire pendant dix ans avec autant de sagesse que de fermeté; mais des actes d'autorité inconsidérés, un népotisme sans frein, lui attirèrent la haine des grands vassaux et préparèrent sa ruine. Joignant la dérision à l'injustice, il refusait obstinément à son neveu et pupille, le duc Jean de Souabe, en âge de majorité, l'investiture de ses terres patrimoniales, tandis qu'à d'autres seigneurs du même âge, à ses propres fils, il accordait celle des fiefs les plus beaux et les plus riches. Profondément blessé dans son amour-propre, Jean brûle de se venger; il intéresse à sa cause quelques nobles d'Argovie mécontents, et forme avec eux un complot que le défaut de plan joint à l'impéritie des conjurés devait nécessairement faire échouer.

Albert, accompagné de sa suite, se rendait un jour de Baden à Rheinfelden, auprès de l'impératrice; arrivé au bac de Windisch, à l'endroit où un pont réunit aujourd'hui les deux rives, il entre sans défiance dans la barque, suivi de Jean, de plusieurs conjurés avec leurs écuyers, et traverse la rivière; le reste du cortége d'Albert attendait sur le rivage le retour de la barque. L'empereur, continuant son chemin, venait d'entrer dans un petit bois qui occupait le lieu même où s'élève le cloître de Kœnigsfelden, lorsque tout à coup les conjurés l'entourent, lui adressent encore de courtes réclamations, et le font tomber sous leurs coups.

D'après l'historien Müller, «le duc *Jean de Souabe* était d'abord resté en arrière; quand il fut près de son oncle, on lui fit signe que le moment était venu. Lorsqu'on se trouva masqué par des buissons, Jean s'écria : *C'est assez!* Le sire d'Eschenbach saisit la bride du cheval de l'empereur qui prit ce mouvement pour une plaisanterie, car il était de bonne humeur. Tout à coup le duc Jean s'écria : « *Voici le salaire de l'injustice*, » et il lui enfonça son épieu dans la gorge;

Balm lui fendit la tête, Eschenbach le frappa au visage, Vart restait là comme pétrifié. Albert poussa un grand cri et tomba baigné dans son sang; une pauvre femme accourut pour recevoir l'empereur dans ses bras, où il expira.» La nouvelle de ce meurtre se répandit rapidement et jeta la consternation dans tout le pays.

Le corps de l'empereur Albert fut déposé pendant quinze mois dans l'église de Wettingen, où l'on voit encore son sarcophage. Plus tard, il fut transporté dans le caveau royal de Spire où reposait son père Rodolphe. Les restes d'Agnès furent déposés dans le caveau de la famille de Kœnigsfelden.

Élisabeth, veuve d'Albert, avec ses enfants, Léopold et Agnès, reine de Hongrie, exercèrent sur des innocents, sur les parents, les amis et les vassaux des meurtriers, une vengeance terrible, implacable; les mœurs barbares du moyen âge en faisaient à leurs yeux un devoir sacré. Ils assiégèrent, brûlèrent, rasèrent tous les châteaux de ces seigneurs, les uns après les autres, assouvissant leur fureur dans le sang de ceux qui les défendaient. A Fahrschwanden, où soixante-trois têtes de nobles venaient de tomber sous le glaive, la pieuse Agnès, qui le croirait? les pieds enfoncés dans une mare de sang, s'écria : «Enfin, je me baigne dans la rosée de mai.» — Au château de Maischwanden, cette reine allait étrangler, dans son berceau, le dernier rejeton des Eschenbach, lorsqu'un homme de guerre réussit à l'arracher de ses mains.

Cet enfant fut élevé sous le nom de Schwarzenbourg. Mille personnes périrent ainsi corps et biens; quant aux malheureux qui cherchèrent leur salut dans la fuite, on n'en n'entendit plus jamais parler.

Cette vengeance du sang une fois satisfaite, Agnès fonda un monument expiatoire. Pour apaiser le courroux du ciel, pour en obtenir le salut éternel de son père assassiné, elle remplaça la petite chapelle, située sur le champ du meurtre, par une vaste église et un double cloître, destiné à quarante religieuses de l'ordre de Saint-Claire, et à un nombre moindre de carmes déchaussés. Cette pieuse fondation ne tarda pas à devenir immensément riche, par les précieux ornements, les reliques saintes et les dotations de toutes sortes qui lui furent prodiguées; les cloîtres, l'église surtout, resplendissaient de toute la magnificence liturgique du moyen âge.

La reine Agnès y passa la plus grande partie de sa vie dans une exaltation religieuse voisine de l'extase; selon une tradition, elle se croyait la fiancée de Jésus qu'elle appelait sa rose, son roi, son empereur. Elle atteignit l'âge de quatre-vingts ans. Le peuple la révérait comme une sainte, les États confédérés comme un juge incorruptible, qu'ils invoquèrent quelquefois; aussi la voyons-nous figurer dans les annales de l'Helvétie comme arbitre des démêlés des cantons entre eux, ou de ceux des cantons avec les princes leurs voisins.

Pendant deux siècles, sous la protection successive

de l'Autriche et de Berne, Kœnigsfelden fleurit dans une opulence toujours croissante. L'enceinte de ses murs renfermait un bâtiment habité par de riches laïques des deux sexes, qui payaient la faveur d'y passer leurs jours, en faisant au couvent la donation de leurs biens. Là, ces prébendiers, dégagés des embarras de la vie, attendaient tranquillement la mort au milieu des jouissances du luxe, de la bonne chère et des plaisirs de la société. Cependant, malgré les riches dots des religieuses, l'exemption de toute redevance et les legs sans nombre qui venaient sans cesse augmenter les trésors du monastère, c'est à peine si ces immenses revenus pouvaient subvenir aux dépenses de la vie de luxe et de plaisir qu'on y menait, et des fêtes princières qui s'y succédaient sans relâche.

L'abbaye fut supprimée en 1528, et ses vastes domaines revinrent à l'État.

Sous le gouvernement argovien, Kœnigsfelden est devenu un hôpital cantonal pour les aliénés, les idiots, les incurables et les malades pauvres dont l'état réclame des soins soutenus qu'ils ne trouveraient pas chez eux. L'église et les autres dépendances continuent à servir de magasin ou d'entrepôt.

On montre encore à Kœnigsfelden la cellule de la reine Agnès assez bien conservée ; la porte en est de fer, et dans une niche voûtée on voit le bahut de chêne qui lui servait à serrer ses hardes. Le chœur de l'église mérite une attention particulière ; son aspect grandiose, ses admirables vitraux, ses inscriptions en font un monument gothique des plus intéressants. Le caveau de famille renferma quelque temps les restes d'Élisabeth, d'Agnès, de Léopold de Habsbourg-Autriche; ils furent ensuite transportés à Saint-Blaise, dans la Forêt-Noire, puis à Vienne. Les restes des soixante chevaliers, tués à la bataille de Sémpach, furent également déposés dans l'église de l'abbaye avec le corps du duc Léopold. On remarque dans la cellule d'Agnès des peintures sur bois représentant ces soixante chevaliers.

Brugg.

Brugg est une petite ville, propre et animée; elle a vu naître Zimmermann, dont le nom sera immortel dans les fastes de la philosophie et de la médecine. Elle occupe la place de l'un des faubourgs de Vindonissa, dont on retrouve encore çà et là des vestiges. Son pont de 70 pieds de long, d'une seule arche, date des temps obscurs de notre histoire. Trois fois cette ville fut livrée aux flammes; en 1007, par le comte Rodolphe d'Altenbourg; en 1242 par Godefroi de Habsbourg-Laufenbourg; en 1444 par Thomas de Falkenstein.

Schinznach.

Ce grand village a donné son nom aux bains. Son église renferme le tombeau du général d'Erlach, qui s'est distingué dans la guerre de Trente ans.

Kastelen.

C'est un beau château, d'où la vue plonge dans la fertile vallée de Schinznach. Il appartenait autrefois à la famille d'Erlach, qui le vendit au gouvernement de Berne, en 1732. Depuis cette époque jusqu'en 1798 il servit de résidence aux baillis bernois ; il est aujourd'hui la propriété d'un particulier. Le coteau sur lequel il est situé, produit un vin recherché.

Schenkenberg.

Quelques ruines marquent seules la place de cet ancien château.

Wildenstein.

Ce château, agréablement situé près de l'Aar, était, au moyen âge, la propriété des familles de Reinach et de Mulinen. Il passa ensuite sous la domination de la ville de Berne, puis sous celle d'Argovie, qui le vendit en 1815, au général Rapp pour la somme de 70,000 l. La famille bernoise d'Effinger en est aujourd'hui propriétaire.

Wildegg.

Plusieurs bâtiments considérables composent ce château situé au bord de l'Aar, sur une colline d'où l'on a une belle vue. De la maison des Habsbourg de

Hallwyl, il passa successivement à d'autres familles nobles, éteintes pour la plupart, et en dernier lieu à celle d'Effinger de Berne et de Brugg, qui le possède depuis bien longtemps. A ses pieds, dans une riante contrée, entourées de belles campagnes, sont les vastes manufactures d'indiennes et les maisons d'habitation de MM. Lauë et Comp. ; près de là se trouve la source d'eau minérale iodurée, appartenant également à MM. Lauë.

Lenzbourg.

La petite ville de Lenzbourg compte 2000 habitants ; elle est très-gaie et possède un grand et fort château, construit sur une roche de grès, qui domine la ville, et d'où l'on a une vue délicieuse sur la vallée de l'Aar. Ce château était, au moyen âge, la résidence des comtes de Lenzbourg, dont la famille s'éteignit, en 1173, dans la personne du comte Ulrich. Les possessions des comtes de Lenzbourg passèrent d'abord à la maison de Kybourg, puis à celle de Habsbourg et d'Autriche, et enfin à la république de Berne qui, de 1445 à 1798, fit de Lenzbourg le chef-lieu d'un bailliage et le siége de ses baillis. Les Romains avaient élevé, sur le rocher du château, un fort que les Allémans détruisirent au cinquième siècle. Il y a eu pendant bien des années un fort bon institut pour de jeunes garçons. L'église de la ville renferme les tombeaux de quelques Bernois tombés sur le champ de bataille de Villmergen, en 1712.

Baden.

A deux lieues de Schinznach est la ville de Baden, intéressante sous bien des rapports, et, par ses eaux thermales surtout, digne de l'attention des étrangers; on ne quitte guère Schinznach sans l'avoir visitée.

CHAPITRE IV.

Hygiène. — Régime.

Dans un bain fréquenté par des malades débilités, par bon nombre de chlorotiques, l'alimentation est un des auxiliaires les plus puissants de la médication thermale, et c'est à tort que les médecins ne s'occupent pas davantage de ce point important, qui est dans certains cas une des conditions *sine qua non* du succès de la cure; ainsi comment pourra-t-on, par exemple, guérir une chlorotique par le seul effet des eaux, si l'alimentation n'est pas réparatrice, c'est-à-dire composée de viandes succulentes et rôties? On sait combien ce mode de préparation est un utile auxiliaire dans le traitement de la chlorose et de l'anhémie; il faut, dans ce cas, le concours de trois éléments pour assurer le succès de la cure : l'air, la médication reconstituante et l'alimentation. Sous ce dernier rapport Schinznach ne laisse rien à désirer. Un chef français est à la tête de cette partie hygiénique, le pays offre de nombreuses ressources en gibier et en poisson; si-

6

gnalons en passant les truites et les écrevisses de l'Aar ; enfin une étable modèle, dépendant de l'exploitation rurale de ce vaste établissement, fournit un lait pur et nourrissant dont l'emploi trouve de nombreuses indications dans l'alimentation des enfants, des personnes délicates et des convalescents. Une vaste basse-cour, peuplée des meilleures races de Bresse et du Mans, se renouvelle chaque semaine et contribue à faire de la table de Schinznach une des plus appréciées par les connaisseurs ; c'est aux médecins à diriger le régime des malades selon leur tempérament, leur âge et l'affection pour laquelle ils sont envoyés à Schinznach. Dans tous les cas la préparation des mets est très-soignée, toutes les viandes lourdes et indigestes sont proscrites de la carte, ainsi que les sauces épicées. Le régime en général est bon et hygiénique, et peut être suivi par les personnes les plus délicates.

Toutes les eaux minérales de table se trouvent à Schinznach, et peuvent être employées aux repas, suivant les indications du traitement ; nous recommandons surtout aux personnes chlorotiques et anhémiques, ainsi qu'aux convalescents, l'usage des eaux gazeuses ferrugineuses, telles que celles de Saint-Moritz, Antogast, Rippoldsau et Petersthal ; les eaux alcalines non ferrugineuses ne doivent être employées que dans les cas spéciaux, mais non dans les cas que nous venons de citer ; on agirait contrairement au but qu'on se propose. Les eaux alcalines, comme Vichy, seront employées également aux repas, coupées avec du vin; mais seulement dans les cas où elles sont indiquées, c'est-à-dire dans la goutte, le diabète etc.

Les malades qui font usage de ces deux catégories d'eaux les prendront coupées avec du vin vieux et généreux; la cave de l'établissement ne laisse rien à désirer sous ce rapport, elle est pourvue des meilleurs vins de France et de l'étranger, sans compter ceux du pays, qui sont excellents, surtout celui qui croît sur le versant méridional du Habsberg.

CHAPITRE V.

De l'eau de Wildegg. — Ses analyses. — Ses indications et son mode d'application.

Les services signalés que rend l'eau de Wildegg associée à celle de Schinznach, nous engagent à donner quelques détails sommaires et précis sur cette eau et ses indications.

Wildegg est un hameau situé entre Arau et Brugg, au pied d'une colline sur laquelle s'élève le château de Wildegg, d'où l'on jouit d'une vue étendue et magnifique. Wildegg est à deux lieues de Brugg et d'Arau, à une lieue de Schinznach.

La source minérale bromo-iodurée de Wildegg fut découverte après de nombreux forages artésiens par M. J. F. Lauë, qui en est le propriétaire.

Nous allons donner les principales analyses de l'eau de Wildegg.

Eau de Wildegg analysée par Loewig.

Un litre d'eau contient :

		Grammes.
Iodure de sodium		0,0393
Bromure de sodium		0,0008
Chlorure de sodium		9,8000
» de potassium		0,0058
» de calcium		0,3667
» de magnésium		1,6130
Sulfate de chaux		1,7690
Carbonate de chaux		0,0830
» de fer		0,0005
	Total	13,6781

Eau de Wildegg analysée par M. Hepp, *pharmacien en chef des hospices civils de Strasbourg.*

1000 grammes d'eau renferment 13^{gr},480 de matières solides.

		Grammes.
Oxyde potassique		0,478
» sodique		3,570
» calcique		1,088
» magnésique		0,407
» ferreux		0,035
Acide sulfurique		1,618
Chlore		5,767
Brome		0,008
Iode		0,030
Silice		0,048
	Total	13,044

Eau de Wildegg analysée par M. LAUë.

Un litre d'eau contient :

Principes volatils.

Acide carbonique, centimètres cubes. .   98,5

Principes fixes.

	Grammes.
Iodure de sodium.	0,0284
Bromure de sodium.	0,0130
Chlorure de sodium	10,4475
» de potassium.	0,0052
» de calcium.	0,2579
» de magnésium	1,6213
» d'ammonium.	0,0064
» de strontium	0,0199
Sulfate de chaux	1,8454
Nitrate de soude	0,0442
Carbonate de chaux.	0,0760
» de fer	0,0080
» de manganèse.	traces.
Silice.	0,0040
Total	14,3772

L'iode contenu dans l'eau de Wildegg est avec le mercure un des plus puissants modificateurs de l'économie, mais son abus ou son administration intempestive n'entraîne pas les mêmes inconvénients que l'administration exagérée du mercure. La nature au reste nous a indiqué le moyen le plus convenable et le moins dangereux d'administrer l'iode en l'unissant avec le brôme et en le combinant avec différents autres corps; ces différentes combinaisons sont caractérisées par les carbonates alcalins ou par une grande quantité de chlorures. Les eaux minérales iodo-bromurées contiennent ces mêmes principes dans des proportions assez généralement égales. Ainsi, sur 1000 grammes, les eaux suivantes contiennent :

	Iode.	Brome.
Eau de Halle (Autriche) . . .	32 mill.	12 milligr.
— de Wildegg	24 —	10 —
— d'Adélaïde.	22 —	9 —
— de Challes (Savoie) . . .	5 —	1 —
— de Kreuznach	0,015	7 —

Action physiologique.

L'action de l'iode sur l'organisme a, comme on le sait, une grande analogie avec celle des préparations mercurielles. Ces deux puissants modificateurs de l'organisme agissent comme *dissolvants,* en diminuant la plasticité du sang; ils rendent l'absorption plus facile, de là l'amaigrissement qui suit leur usage, lorsqu'ils ne rencontrent point dans l'économie une production pathologique, goître, tumeur strumeuse etc., sur laquelle puisse se perdre leur force dissolvante.

La nature nous offre dans les différentes eaux minérales iodo-bromurées des agents thérapeutiques puissants, répondant à la même grande classe de maladies, mais strictement opposées d'après les différentes combinaisons de leurs principes minéralisateurs, à telles ou telles constitutions morbides.

Indications et contre-indications.

Bien que l'eau de Wildegg soit indiquée dans toutes les formes de scrofules, nous allons cependant indiquer les cas où son action a été le plus curative.

1° Dans l'engorgement des glandes superficielles et de celles du mésentère (carreau); 2° dans les engorgements scrofuleux de tous les organes glanduleux de l'économie; 3° dans les affections scrofuleuses et chroniques des yeux (ophthalmie crapuleuse) dans l'ozène; 4° dans certains engorgements d'organes glanduleux ne reconnaissant pas pour cause la diathèse scrofuleuse (goître, sarcocèle); des glandes salivaires, des amygdales, du pancréas, du foie, de la prostate, des ovaires et du sein; 5° dans l'atonie des organes génitaux des deux sexes; 6° dans les affections chroniques blennorrhéiques de toutes les muqueuses; 7° dans les cas de carie scrofuleuse. Quelques cas d'otorrhée symptomatique de la carie du conduit auditif osseux ont été guéris ou améliorés par l'emploi de cette eau. Des surdités dépendant de la même cause ou du boursouflement de la muqueuse ont entièrement disparu; 8° la chlorose est la maladie qui cède le plus facilement à l'emploi de cet agent, lorsqu'elle dépend d'une constitution scrofuleuse, torpide, et qu'elle est accompagnée de flueurs blanches; 9° l'aménorrhée (suppression des règles) et la dysménorrhée ont presque constamment été traitées avec succès par ce moyen; les résultats ont été sensibles dès le premier mois de son usage; 10° dans la syphilis secondaire et constitutionnelle l'eau de Wildegg rend des services incontestables; bon nombre de médecins ne traitent pas autrement cette maladie, surtout lorsqu'ils ont affaire à des sujets lymphatiques, ayant déjà fait abus des mercuriaux; dans ce cas, l'eau de Wildegg, par l'iode et le brome, réagit très-bien comme médicament altérant et tonique en raison des quantités énormes de chlorure de sodium qu'elle contient. Dans ce cas elle peut être administrée à plus hautes doses, les malades peuvent boire de deux verres à une bouteille par jour.

L'eau de Wildegg est le véhicule-né de l'iodure de potassium, aussi ce sel est-il beaucoup mieux supporté lorsqu'on l'emploie dissous dans cette eau. On fait ordinairement dissoudre 4 grammes d'iodure de potassium dans une bouteille d'eau de Wildegg, on gradue ensuite la dose jusqu'à 8 et 10 grammes suivant l'indication; le malade prend un verre de cette eau le matin à jeûn. Un mois de traitement suffit pour guérir radicalement les accidents syphilitiques secondaires et tertiaires les plus invétérés. C'est surtout dans les formes cutanées de la syphilis, associé à l'eau de Schinznach, que ce traitement réussit le mieux (pustules plates etc.).

Maladies de la peau.

L'action favorable de l'eau de Wildegg dans ces maladies, surtout lorsqu'elles sont passées à l'état chronique, est devenue tellement évidente que les médecins des bains de Schinznach ont vu le nombre des guérisons s'augmenter de beaucoup par l'emploi simultané ou par le mélange de l'eau de Wildegg avec celle de Schinznach. Ils prétendent même que l'activité de cette dernière se trouve considérablement augmentée par ce mode d'administration.

Mode d'administration de l'eau de Wildegg.

Le mode d'administration de l'eau de Wildegg ne peut être indiqué que d'après les règles générales qui se trouveront modifiées suivant les indications particulières basées sur la constitution, l'âge et le tempérament des malades.

Autrefois nous ne donnions que deux ou trois cuillerées à bouche par jour aux enfants de deux à trois ans; mais depuis que nous avons publié la seconde édition de notre notice[1] sur cette eau, nous avons pu nous convaincre par expérience que la dose pouvait en être beaucoup plus élevée; ainsi nous donnons ordinairement trois ou quatre cuillerées dans la matinée et autant le soir avant le souper.

Les enfants de trois à dix ans en prennent un demi-verre le matin et autant le soir.

Au-dessus de dix ans on doit distinguer le sexe et établir une différence dans la dose. Les jeunes gens et

[1] *Notice sur l'eau minérale iodurée et bromurée de Wildegg* (canton d'Argovie), par A. Robert. Strasbourg 1847.

les adultes peuvent prendre de deux à trois verres. Cette dose ne sera pas dépassée chez les jeunes filles et les femmes irritables, si ce n'est dans des cas exceptionnels.

Règle générale : on fera bien de prendre l'eau de Wildegg le matin à jeûn ou le soir, une heure au moins avant le souper, car il faut laisser à l'organisme le temps de s'assimiler un agent aussi actif. Il n'y a aucun inconvénient à couper cette eau avec du lait pur ne contenant aucune substance amylacée.

M. Schœnlein, médecin du roi de Prusse et professeur à l'Université de Berlin, administre cette eau dans du café de glands de chêne, dans les cas de scrofules avec un caractère torpide bien marqué.

CHAPITRE VI.

Communications.

Schinznach se trouve, par sa position géographique au milieu des réseaux des chemins de fer, en communication directe avec tous les points de l'Europe. La rapidité avec laquelle on voyage depuis l'établissement des voies ferrées, a donné à Schinznach un élan extraordinaire, et depuis cette époque l'affluence des étrangers est telle qu'on a été obligé, cette année, de faire de nombreuses constructions, et il est plus que probable qu'elles ne suffiront pas si le nombre des baigneurs continue à augmenter dans la progression que nous avons indiquée plus haut.

Pour donner une idée de la rapidité avec laquelle on se rend maintenant à Schinznach, prenons un exemple : en partant le soir de Paris à sept heures et demie, on arrive le lendemain matin à Schinznach pour déjeuner. Il est très-agréable de pouvoir monter en wagon à Paris et d'en descendre à destination, sans embarras et sans interruption. Cette rapidité du voyage n'a qu'un intérêt d'agrément pour les touristes, mais elle acquiert une grande importance lorsqu'il s'agit de transporter rapidement un malade d'un point éloigné, et de ne pas le voir exposé à ces temps d'arrêt, à ces changements de voiture, qui sont si douloureux pour les pauvres patients. Ajoutons que pour les familles nombreuses, et pour les enfants surtout, il est très-agréable de voyager vite et confortablement.

Arrivés à Schinznach, au centre des voies ferrées, les baigneurs, tout en suivant exactement leur cure, en prenant même deux bains par jour, peuvent faire des excursions encore assez lointaines, grâce aux nombreux convois du chemin de fer qui passent à tout instant devant les bains de Schinznach, et qui sillonnent la Suisse en tous sens.

Nous avons oublié dans les chapitres précédents de dire qu'on trouve aux salons de lecture de l'établissement les journaux les plus intéressants de tous les pays.

Nous pensons être utile aux baigneurs et aux touristes en mettant sous leurs yeux le tableau suivant permettant à chaque baigneur qui dé[sire] prendre les eaux de Schinznach de se rendre compte du temps, des frais de ce voyage, des heures de départ et d'arrivée des convois.

DES STATIONS CI-APRÈS A SCHINZNACH (SUISSE).

1re cl.	2e cl.	STATIONS.		Poste.	Express.	Omnibus.
				1re cl.	1re cl.	1. 2. 3. cl.
65 70	48 90	Paris	Dép.	8 05 s.	7 20 m.	10 25 s.
47 10	34 95	Troyes	»	11 46	11 23	3 —
36 35	26 90	Chaumont, B1	»	2 06	1 39	5 37
32 40	23 95	Langres	»	2 48	2 21	6 34
23 —	16 90	Vesoul	»	4 54	4 23	9 28
16 05	11 70	Belfort, A1	»	6 28	6 01	11 30
10 70	7 65	Mulhouse	»	7 35	7 10	1 10
7 —	4 90	Bâle, L1	»	10 30	A. 7 55 s. / Coucher. / D. 5 45 m.	2 15
2 90	2 05	Olten	»	midi 05	7 22	3 49
1 50	1 05	Aarau	»	midi 30	8 05	4 15
— —	— —	Schinznach	Arr.	midi 51	8 28	4 38
				1re cl.	1. 2. 3. cl.	1. 2. 3. cl.
53 90	40 10	Lyon	Dép.	8 05 s.	8 35 s.	minuit.
46 75	34 70	Mâcon	»	9 37	10 41	2 05
40 25	29 85	Chalon sur-Saône	»	— —	12 19	3 41
37 10	27 50	Dijon	»	12 17	2 50	6 05
31 95	23 65	Dôle	»	— —	4 03	7 45
26 80	19 75	Besançon	»	— —	5 19	9 30
— —	— —	Belfort, A2	Arr.	— —	7 50	midi 12
			Dép.		11 30	6 01
				1re cl.	1re cl.	1. 2. 3. cl.
54 80	40 75	Épernay, C1	Dép.	11 01 s.	11 25 m.	4 23 s.
51 35	38 15	Châlons-sur-Marne	»	11 43	midi 03	5 21
46 30	34 40	Blesme, F1	»	4 30	1 10	7 05
— —	— —	Chaumont, B2	Arr.	7 —	3 45	10 10
			Dép.	1 39	2 06 m.	5 37 m.
				1. 2. 3. cl.	1. 2. 3. cl.	1. 2. 3. cl.
71 40	53 20	Givet	Dép.	1 05 s.	4 50 m.	6 47 m.
64 25	47 80	Charleville, E1	»	3 15	7 —	9 —
61 65	45 90	Rethel	»	4 14	8 55	10 28
58 05	43 20	Reims, D1	»	5 10	10 25	midi 15
— —	— —	Épernay, C2	Arr.	5 55	11 15	1 05
			Dép.	11 01	11 25	4 33
				1re cl.	1. 2. 3. cl.	1. 2. 3. cl.
63 80	47 50	Soissons	Dép.	11 — m.	5 — m.	10 10 m.
— —	— —	Reims, D3	Arr.	midi 04	6 25	11 45
			Dép.	5 10	10 25	midi 15
				1. 2. 3. cl.	1. 2. 3. cl.	1. 2. 3. cl.
63 60	47 05	Laon	Dép.	midi 55	1 35 m.	7 50 m.
— —	— —	Reims, D3	Arr.	2 40	3 —	9 15
			Dép.	5 10	10 25	midi 15
				1. 2. 3. cl.	1. 2. 3. cl.	1. 2. 3. cl.
48 90	36 30	Thionville	Dép.	10 05 m.	5 45 s.	
62 —	46 15	Sédan	»	2 — s.	8 55	8 15 m.
— —	— —	Charleville, E2	Arr.	2 44	9 25	8 50
			Dép.	3 15	7 — m.	9 —

DURÉE du trajet à Schinznach. { De Strasbourg . . 9 h. | De Mâcon . . . 20 h.
{ De Paris . . . . 16 » | De Chalon s/S . 19 »

1re cl.	2e cl.	STATIONS.		Poste.	Express.	Omnibus.
				1re cl.	1. 2. 3. cl.	1. 2. 3. cl.
50 35	37 40	Bar-le-Duc	Dép.	11 13 s.	10 02 m.	3 5
— —	— —	Blesme, F2	Arr.	minuit 01	11 08	4 4
			Dép.	4 30 m.	1 10 s.	7 0
				1. 2. 3. cl.	1re cl.	1. 2. 3. cl.
39 50	29 25	Nancy, H1	Dép.	11 04 m.	4 09 m.	1 5
36 90	27 35	Blainville, J1	»	11 44	— —	2 3
35 80	26 50	Lunéville, I1	»	midi 05	4 50	3 0
30 65	22 60	Sarrebourg	»	1 28	5 44	4 2
27 70	20 45	Saverne	»	2 13	6 21	5 2
23 —	16 90	Strasbourg, G1	Arr.	3 40	7 20	6 5
			Dép.	6 20	7 45	7 4
				1. 2. 3. cl.		1. 2. 3. cl.
46 65	34 65	Forbach	Dép.	6 30 m.	— —	8 5
45 85	34 05	Metz	»	8 50	— —	minuit —
— —	— —	Nancy, H2	Arr.	10 38	— —	1 5
			Dép.	11 04	4 09	1 5
				1. 2. 3. cl.		
35 80	26 50	Saint-Dié	Dép.	9 — m.	— —	— —
— —	— —	Lunéville, I2	Arr.	11 50	— —	— —
			Dép.	midi 05	4 50 m.	3 0
				1. 2. 3. cl.		1. 2. 3. cl.
42 60	31 05	Épinal	Dép.	10 02 m.	— —	6 —
— —	— —	Blainville, J2	Arr.	11 41	— —	7 2
			Dép.	11 44	— —	2 3
				1. 2. cl.	1. 2. 3. cl.	1. 2. 3. cl.
28 50	21 05	Wissembourg	Dép.	4 15 s.	7 35 s.	5 1
26 60	19 60	Haguenau	»	4 59	8 33	6 0
— —	— —	Strasbourg, G2	Arr.	5 45	9 30	7 0
			Dép.	6 20	5 10 m.	7 4
				1. 2. cl.	1. 2. 3. cl.	1. 2. 3. cl.
23 —	16 90	Strasbourg, G3	Dép.	6 20 s.	5 10 m.	7 4
18 —	13 15	Schlestadt	»	7 19	6 45	8 5
15 50	11 30	Colmar	»	7 50	7 36	9 4
10 70	7 65	Mulhouse, K1	»	8 57	9 03	11 2
— —	— —	Bâle, L2	Arr.	9 40	9 55	1 3
			Dép.	5 45 m.	10 30	2 1
				1. 2. 3. cl.	1. 2. 3. cl.	1. 2. 3. cl.
14 40	10 45	Wesserling	Dép.	6 40 s.	5 10 m.	8 4
12 95	9 35	Thann	»	7 25	6 —	9 1
— —	— —	Mulhouse, K2	Arr.	8 15	6 50	9 5
			Dép.	8 57	9 03	11 2

Observations.

Le voyageur arrivé à une station de bifurcation telle que Belfort, Chaumont, Blesme, Epernay, Reims etc., indiquée par une des lettres A, B, C, D, E, F, doit, pour retrouver la correspondance qu'il a prise, se reporter à la même lettre marquée du chiffre 1.

De Dijon . . . 18 h. | De Nancy . . . 15 h. | De Lyon . . . . S
De Besançon . . 16 » | De Metz . . . . 17 » | De Châlons s/M .

RENSEIGNEMENTS.

Le service divin se célèbre dans le chœur de l'église de l'abbaye de Kœnigsfelden ; messe à huit heures. On s'y rend dans quelques minutes en prenant le chemin de fer de Schinznach à Brugg ; beaucoup de personnes font cette promenade à pied.

Le service protestant français se fait à l'établissement même, aussitôt qu'il se trouve un ministre protestant parmi les baigneurs.

Tous les jours, pendant la saison des bains, un excellent orchestre se fait entendre. Il y a en outre très-souvent des concerts d'amateurs.

Tous les jeudis soirs il y a bal sans façon auquel presque tous les baigneurs assistent.

Table d'hôte à une heure et à cinq heures. Déjeuners·et soupers à la carte dans une nouvelle salle spécialement destinée à cet usage.

Table d'hôte de deuxième classe. Table d'hôte pour les enfants.

Bureau télégraphique à la station de Schinznach.

On trouve à l'établissement, pour les excursions, des chevaux de selle, des voitures très-confortables, et des ânes pour les dames et les enfants.

Un coiffeur et des blanchisseuses sont attachés à l'établissement.

APPENDICE.

L'administration de Schinznach fait fabriquer différents produits avec les résidus de l'eau minérale.

1º Du sel·pour bains à domicile ;

2º Du savon aux sels de Schinznach ;

3º Du savon aux sels de Schinznach et à l'extrait de bourgeons de sapins ;

4º Du savon à l'extrait de bourgeons de sapins pur ;

5º Une pommade aux sels de Schinznach.

Beaucoup de malades emploient avec succès ces différentes préparations chez eux après avoir quitté les bains ; les savons et la pommade rendent surtout de très-grands services, disent les personnes qui s'en sont servis, dans les eczéma, dans les favus et autres maladies du cuir chevelu.

L'administration de Schinznach fait aussi préparer pour les bains la décoction de bourgeons de sapins, l'extrait de bourgeons et l'huile essentielle qui sert en frictions dans les nombreux cas de rhumatismes chroniques.

TABLE DES MATIÈRES.

Pages.

AVANT-PROPOS 1

Première partie.

CHAP. Ier. Topographie. — Climatologie. — Météorologie . 7
CHAP. II . Histoire de Schinznach 11
CHAP. III. Statistique. — Tableau des baigneurs qui ont
fréquenté Schinznach de 1848 à 1864 inclusivement 13

Deuxième partie.

CHAP. Ier. Esquisse géologique des environs de Schinznach,
d'après Mousson. 17
CHAP. II . Historique et description de la source. — Propriétés physiques et chimiques 18

Troisième partie.

CHAP. Ier. Considérations générales sur la classification des
eaux minérales. — Rang qu'occupent les eaux
de Schinznach parmi les eaux sulfureuses sodiques et calciques 22
CHAP. II . Effets thérapeutiques des eaux sulfureuses en
général. 27
CHAP. III. Effets physiologiques et thérapeutiques des eaux
de Schinznach 30
CHAP. IV. Action spéciale. — Indications et contre-indications 37
CHAP. V . Mode d'administration de l'eau de Schinznach . 67

Quatrième partie.

CHAP. Ier. Établissement. — Bains-Douches 71
CHAP. II . Accessoires du traitement 77
CHAP. III. Environs de Schinznach 80
CHAP. IV. Hygiène. — Régime 97
CHAP. V . De l'eau de Wildegg. — Ses analyses. — Ses
indications et son mode d'application . . . 99
CHAP. VI. Communications 106
Renseignements, appendice. 110

FIN DE LA TABLE DES MATIÈRES.

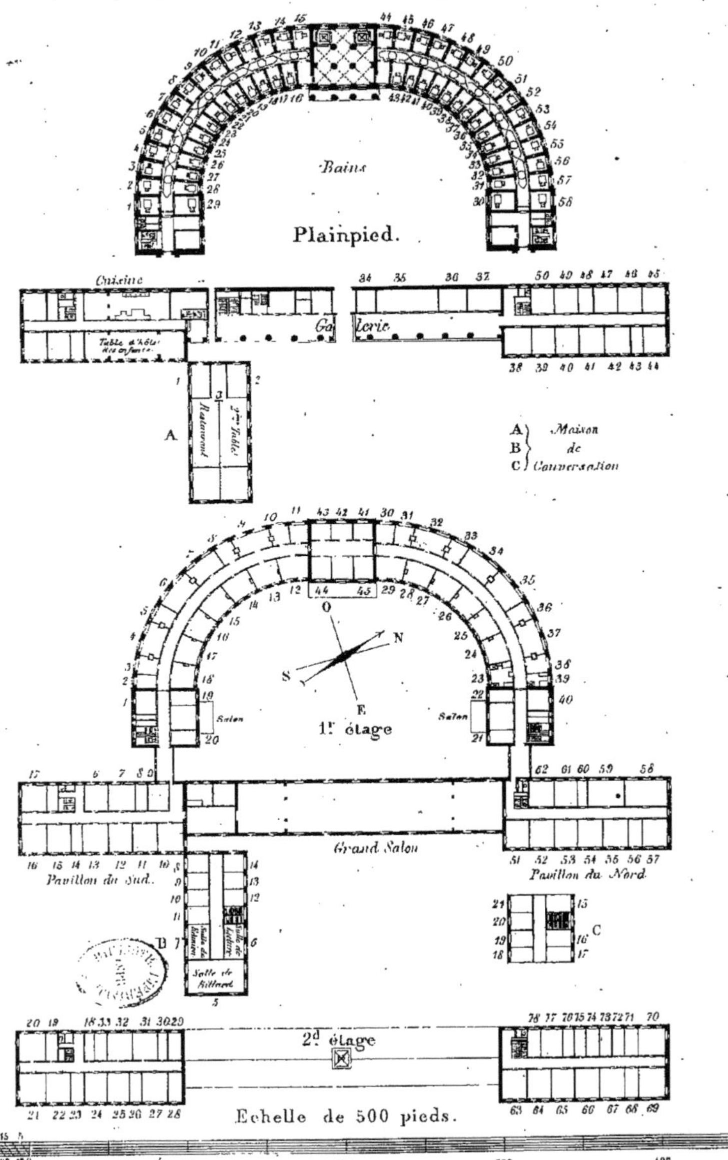

Bains
Plainpied.
Cuisine
Galerie
Table d'hôte
des enfants
Restaurant
1re Table
A
A) Maison
B) de
C) Conversation
Salon
Salon
O
N
S
E
1er étage
Grand Salon
Pavillon du Sud.
Pavillon du Nord.
Salle de
Lecture
Salle de
Billard.
B
C
2d étage
Echelle de 500 pieds.
Réduction à 1/1200 ou 10 lignes pour un pied.

CARTE
des Chemins-de-fer
de la
SUISSE
Echelle 1:850000
Chemins de fer en activité
en construction
ou projet
Routes
Passages
Monts
Lith. E. Simon à Strasbourg.

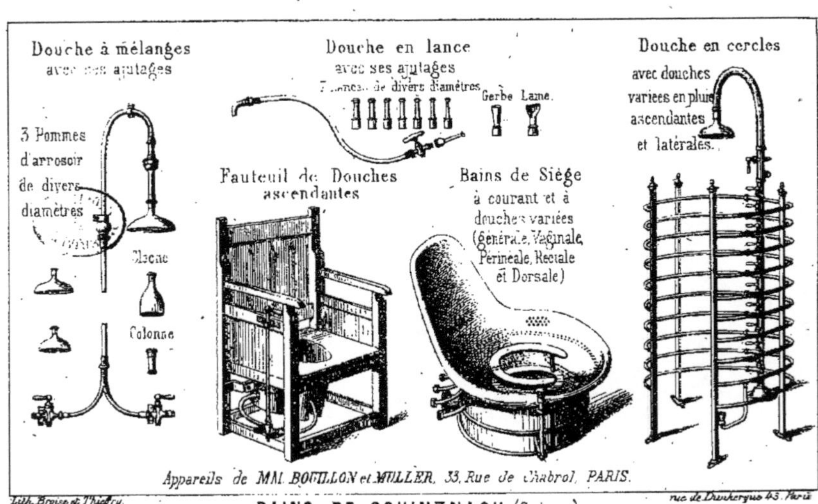

Douche à mélanges
avec ses ajutages
Douche en lance
avec ses ajutages
Lances de divers diamètres
Gerbe Lame.
Douche en cercles
avec douches
variées en pluie
ascendantes
et latérales.
3 Pommes
d'arrosoir
de divers
diamètres
Cleone
Colonne
Fauteuil de Douches
ascendantes
Bains de Siége
à courant et à
douches variées
(Générale, Vaginale,
Périneale, Rectale
et Dorsale)
Appareils de MM. BOUILLON et MULLER, 33, Rue de Chabrol, PARIS.
Lith. Broise et Thiéfry.
rue de Dunkerque 43. Paris
BAINS DE SCHINZNACH (Suisse.)

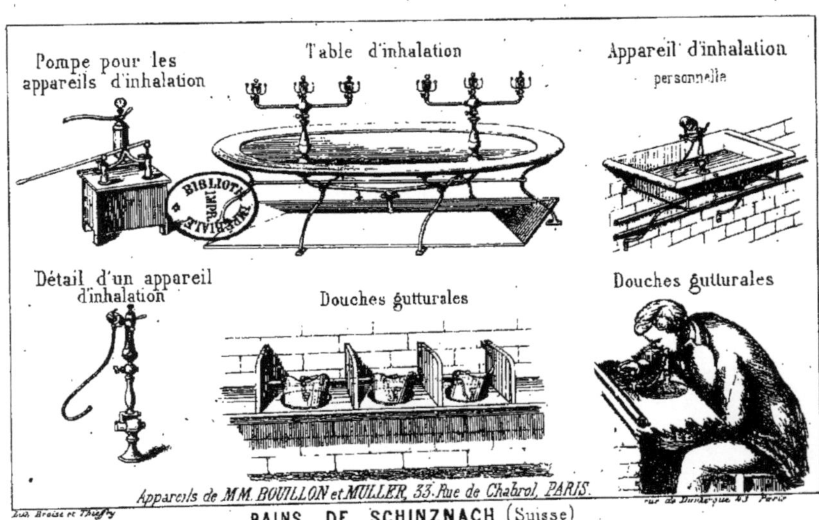

BAINS DE SCHINZNACH (Suisse)